La bible des HUILES ESSENTIELLES

Alix Lefief

EDITIONS ESI

SOMMAIRE

INTRODUCTION

Qu'est-ce qu'une huile essentielle ?

Il existe des centaines d'huiles essentielles. Chacune est unique, chacune a une composition et des bienfaits particuliers. Au fil des siècles, les hommes ont développé l'art de se soigner par les huiles essentielles : l'aromathérapie.

Un concentré de parfum

L'huile essentielle concentre les composés aromatiques d'un végétal. Elle peut être extraite de ses feuilles (huile essentielle de menthe), de son zeste (pamplemousse), de ses fleurs (camomille), de son écorce (cannelle), de son bois (cèdre), de ses graines (cumin)... Quand on épluche une mandarine, par exemple, une substance odorante s'échappe du zeste : c'est cela l'huile essentielle. Pour l'extraire, on utilise différents procédés : la distillation et l'expression à froid (pour les agrumes). On récupère alors un liquide très odorant, plus ou moins visqueux, de couleur jaune, orangée ou bleutée, en fonction des végétaux.

Bien choisir

Sur le flacon, plusieurs informations doivent être indiquées :

- la mention « huile essentielle » et non les expressions telles que « à base d'huile essentielle » ;

- la mention « 100 % pure et naturelle », qui garantit qu'elle n'a pas été diluée ou rectifiée ;

- le nom de la plante et son nom latin (exemple : citron/*Citrus limonum*) ;

- la partie de la plante dont est extraite l'huile essentielle ;

- l'origine géographique de la plante.

À noter : ne remplacez jamais une huile essentielle par une autre sous prétexte que leurs noms se ressemblent. Chez un même végétal, il existe différentes variétés ; pour les huiles essentielles, c'est la même chose. Ainsi, l'huile essentielle de menthe poivrée n'aura pas les mêmes bienfaits que l'huile essentielle de menthe bergamote. Idem pour l'huile essentielle de thym à thujanol et l'huile essentielle de thym à thymol.

Des prix différents

Certaines huiles essentielles sont très chères : tout dépend du végétal dont elles sont extraites. Il faut par exemple 100 kg de lavande pour obtenir 1 kg d'huile essentielle de lavande. Pour obtenir la même quantité d'huile essentielle de rose, il faudra 4 tonnes de pétales. Ce qui explique la différence de prix !

Les bienfaits des huiles essentielles

Les huiles essentielles sont utilisées pour soigner de nombreux petits maux du quotidien, du rhume aux problèmes de peau, des brûlures aux entorses, des cheveux gras aux crises de foie, des crampes aux mycoses...

À chacune ses vertus

Les huiles essentielles ont des propriétés communes, mais chacune a son domaine de prédilection. Ainsi, certaines sont utilisées pour leurs vertus antivirales ou antifongiques (contre les champignons), d'autres pour leurs bienfaits anti-inflammatoires, leurs propriétés décongestionnantes, leur efficacité drainante ou bien encore leur action apaisante. Il est également possible de les combiner afin de profiter des spécificités de plusieurs huiles essentielles en même temps. Mais attention, pas question de faire des mélanges anarchiques : respectez toujours les conseils et les dosages donnés par les spécialistes.

La trousse de base

Voici les cinq huiles essentielles incontournables, à toujours avoir dans sa pharmacie.

• L'huile essentielle de lavande officinale. Pour toutes les petites urgences (coupure, brûlure, écorchure, piqûre d'insecte…) mais aussi migraine, contraction musculaire, coup de blues, nervosité…

• L'huile essentielle de tea-tree. Elle lutte contre tous les microbes : virus, bactéries, champignons… À utiliser en cas de rhume, de blessure, de brûlure, de mycose…

• L'huile essentielle de citron. C'est l'alliée du foie et l'ennemie des problèmes digestifs. Elle favorise aussi l'éclat du teint.

• L'huile essentielle d'orange douce. Elle déstresse et favorise le sommeil. En diffusion, elle désinfecte l'air ambiant et sent très bon !

• L'huile essentielle d'eucalyptus radié. Pour tous les petits problèmes ORL : rhume, grippe, bronchite, sinusite…

Remplacent-elles les médicaments ?

Les huiles essentielles peuvent améliorer certains problèmes de santé comme le rhume, la mycose, la migraine ou l'insuffisance veineuse. Mais en aucun cas, elles ne remplacent le traitement médical si le trouble persiste ou si la maladie est grave (diabète, zona, dépression…). N'hésitez pas à en parler avec votre médecin.

Leurs différents modes d'utilisation

Les huiles essentielles peuvent être utilisées en massage, en diffusion, dans le bain... On peut aussi les respirer, les appliquer sur la peau ou les avaler. Attention : toujours en respectant à la lettre les dosages et les modes d'emploi !

La diffusion

C'est l'utilisation la plus courante et la plus facile des huiles essentielles. Pour cela, on se sert de préférence d'un diffuseur électrique et non d'un brûle-parfum qui, lui, brûle les huiles... et leurs bienfaits avec. Il suffit de verser une dizaine de gouttes dans le diffuseur et de le mettre en marche : en 5 minutes, la pièce est parfumée ! C'est idéal pour assainir l'air intérieur de nos maisons mais aussi pour profiter des vertus déstressantes des huiles essentielles, comme celle d'orange douce. On peut également en déposer 3 ou 4 gouttes sur un galet pour parfumer une armoire par exemple.

L'inhalation

Certaines huiles essentielles ont juste besoin d'être respirées pour être efficaces. C'est le cas par exemple de l'HE de menthe poivrée quand on a une migraine, ou l'HE de niaouli quand on a le nez bouché. On peut soit les respirer directement au flacon, pendant quelques secondes, soit en poser 1 goutte sur son poignet et le humer à tout moment de la journée. Certaines huiles essentielles s'utilisent également en inhalation humide : on en verse quelques gouttes dans un bol d'eau chaude, et on respire les vapeurs parfumées. Très efficace en cas de rhume ou de sinusite par exemple, avec l'HE d'eucalyptus radié.

Dans le bain

Pour profiter de leurs vertus relaxantes, rien de tel qu'un bon bain chaud dans lequel on aura versé un mélange d'huile végétale et d'huile essentielle. Comptez 8 à 10 gouttes maxi d'huile essentielle à diluer obligatoirement dans une cuillère à soupe d'huile végétale. On plonge dans le bain pendant une dizaine de minutes et on profite de cette parenthèse parfumée. À conseiller aux personnes stressées, anxieuses, déprimées ou ayant des problèmes de sommeil. Les meilleures huiles essentielles pour le bain : la lavande vraie, l'orange douce ou encore la marjolaine.

Les massages

Dans ce cas également, l'huile essentielle doit être diluée dans une huile végétale avant d'être appliquée sur la peau : comptez 3 à 4 gouttes d'HE dans une cuillère à soupe d'huile végétale. Attention toutefois, toutes les huiles essentielles ne sont pas faites pour cet usage, renseignez-vous bien. Les indications sont nombreuses : mauvaise circulation sanguine, jambes lourdes, douleurs musculaires, rhumatismes, pieds fatigués, cellulite, nervosité… Mais on peut aussi se faire masser juste pour le plaisir. Pour une soirée en amoureux, essayez par exemple le massage à l'HE d'ylang-ylang : on lui prête des vertus aphrodisiaques !

L'application sur la peau

Dans des cas bien précis, l'huile essentielle peut être appliquée pure sur la peau, à raison de 1 ou 2 gouttes maxi sur une petite zone bien délimitée. Exemple : 1 goutte d'HE de menthe poivrée sur les tempes quand on a une migraine ou 1 goutte d'HE de tea-tree sur un aphte… Mais il faut garder en tête que, de manière générale, les huiles essentielles s'appliquent toujours diluées, dans un corps gras de préférence : huile végétale, base pour le bain, Disper (produit spécialement conçu pour cet usage)…
À retenir : les HE ne sont pas hydrosolubles, vous ne pouvez donc pas les « diluer » dans l'eau !

La voie interne

Certaines huiles essentielles peuvent être absorbées par voie orale, pour des indications précises : problème de digestion, trouble du sommeil, stress, grippe, infection urinaire... Elles ne doivent pas être avalées pures (sauf exceptions). La méthode : on dépose 1 ou 2 gouttes d'HE sur un petit morceau de sucre ou, mieux, sur un comprimé neutre (en vente en pharmacie) et on le laisse fondre dans la bouche. On peut également diluer la goutte d'HE dans une cuillerée de miel ou d'huile végétale. Suivez à la lettre les dosages et les indications : certaines huiles essentielles ne doivent jamais être avalées. N'hésitez pas à en parler avec votre médecin ou à demander conseil à un spécialiste : naturopathe, aromathérapeute ou pharmacien. Ce dernier peut également vous préparer des gélules à base d'huiles essentielles pour des traitements précis.

Comment les conserver ?

Les huiles essentielles peuvent se conserver plusieurs années, à condition de les entreposer dans un endroit frais et sec, à l'abri de la lumière. Veillez à les mettre hors de portée des enfants, dans une boîte en haut d'une armoire fermée à clé par exemple. Après utilisation, pensez à bien reboucher le flacon car les huiles essentielles s'évaporent.

Huiles essentielles et huiles végétales

Ne les confondez pas !
Malgré des noms ressemblants, les huiles essentielles (HE) et les huiles végétales (HV) n'ont rien à voir. Leurs modes d'emploi sont donc très différents... mais complémentaires. En effet, en aromathérapie, on les utilise en synergie, dans le bain ou en massage.

Qu'est-ce qu'une huile végétale ?

Une huile végétale est composée à 100 % de lipides : elle est tirée des corps gras de certains fruits oléagineux (huile de noix, de noisette, d'amande, d'olive...), de noyaux (huile de noyaux d'abricots...), de pépins (huile de pépins de raisin...), de graines (huile de sésame...). On les utilise en cuisine, évidemment, mais aussi en cosmétique. Riches en acides gras et en vitamines, elles nourrissent la peau et les cheveux, préviennent le dessèchement cutané, luttent contre les signes de vieillissement...

À l'achat, veillez à bien choisir une huile végétale non raffinée, de préférence bio, afin de profiter au maximum de ses vitamines. Optez pour les petits flacons plutôt que les grands contenants, car les huiles végétales sont fragiles. À noter : elles se conserveront mieux à l'abri de la chaleur et de la lumière.

L'art d'associer huile essentielle et huile végétale

En aromathérapie, on emploie les huiles végétales pour diluer les huiles essentielles. A priori, n'importe quelle huile végétale peut être utilisée (même celles que l'on a dans les placards de sa cuisine !). L'association HV + HE est utilisée pour les massages, dans le bain ou pour les applications locales sur la peau et les cheveux. Rappelons en effet qu'une huile essentielle – sauf exception – ne doit pas être employée pure sur la peau, sinon elle risque d'être trop agressive.

À chaque huile végétale ses vertus

Si n'importe quelle huile végétale fait l'affaire dans un massage ou dans le bain, on peut aussi en choisir une en fonction de ses vertus spécifiques : ainsi, l'huile végétale agit en synergie avec l'huile essentielle, complétant ou renforçant l'efficacité de cette dernière. Par exemple, l'association HV d'argan + HE de bois de rose, qui ont toutes les deux des vertus anti-âge, est idéale pour les peaux matures. Quand il s'agira de soigner un coup ou un bleu, on associera l'HV d'arnica et l'HE d'hélichryse. Dans les fiches qui suivent, vous trouverez la plupart du temps la mention

« huile végétale » suivie d'un exemple d'huile que vous pouvez utiliser.

Pour vous y retrouver, voici un petit récapitulatif des bienfaits des principales huiles végétales.

• Huile d'amande douce : elle est hydratante et adoucissante, parfaite pour les massages et les soins de la peau. C'est une excellente huile « de base ». Attention toutefois aux risques d'allergies chez les tout-petits.

• Huile d'argan : elle régénère les peaux et les cheveux fatigués, protège du froid et prévient le vieillissement de la peau.

• Huile d'avocat : à conseiller aux peaux et aux cheveux secs. Elle a également des vertus antirides.

• Huile de germe de blé : elle nourrit la peau, lutte contre les rides et la cellulite.

• Huile de jojoba : à conseiller plutôt aux peaux et cheveux gras.

• Huile de macadamia : hydratante et adoucissante, elle est particulièrement indiquée dans les massages. Elle a également des vertus circulatoires et cicatrisantes.

• Huile de noisette : à réserver aux peaux grasses et mixtes.

• Huile de noyau d'abricot : pour les peaux fatiguées et contre les vergetures.

• Huile d'olive : pour le soin des cheveux et des ongles en priorité.

• Huile de pépins de raisin : pour lutter contre les signes de l'âge.

• Huile de rose musquée : pour le soin des peaux matures et irritées. Mais attention, elle est chère !

Huiles végétales et macérats huileux

Certaines huiles sont en fait le résultat de la macération de plantes fraîches dans une huile végétale « classique ». C'est ce qu'on appelle des macérats ou des huiles florales. On les emploie comme les autres huiles végétales, en association avec les huiles essentielles.

• Huile d'arnica : idéale contre les bleus, les douleurs musculaires et les problèmes de circulation sanguine.

• Huile de calendula : très employée dans les soins pour bébé en raison de ses propriétés nourrissantes et protectrices.

Et les hydrolats ?

Lors du processus de distillation, on récupère l'huile essentielle, qui est le liquide plus ou moins épais flottant à la surface. Le reste, c'est l'hydrolat, ou l'eau florale (quand on distille des fleurs). Ce liquide translucide contient une part infime d'huile essentielle qui fait toute son efficacité... et son parfum. Beaucoup plus doux que l'huile essentielle, il peut être employé pur dans le bain, en friction, en pulvérisation ou même en cuisine. La plus connue des eaux florales est sûrement celle de fleurs d'oranger : un régal dans les pâtisseries mais aussi sur la peau !

Bien conserver ses huiles essentielles

Une huile essentielle peut se conserver très longtemps : cela se compte en années ! Certaines, au bout de deux ou trois ans (comme l'huile essentielle de pamplemousse) perdent un peu de leur parfum et de leurs propriétés thérapeutiques – on les utilisera donc de préférence en diffusion ou pour l'entretien de la maison. Mais, en aucun cas, une huile essentielle ne se périme.

Le plus important est de conserver ses huiles essentielles dans un lieu inaccessible pour les enfants : dans une boîte close placée au fond d'un placard fermé à clé par exemple. Pensez également à bien refermer les flacons après ouverture (car les huiles essentielles s'évaporent !). Conservez-les de préférence dans un endroit frais, à l'abri de la lumière. Dernier petit conseil : achetez vos huiles essentielles de préférence en petits contenants (5 ou 10 ml maxi) et préférez les flacons en verre teinté, plutôt que ceux en plastique.

Faut-il préférer les huiles essentielles bio ?

Aujourd'hui, on trouve de plus en plus d'huiles essentielles bio sur le marché. La mention AB ou Nature et Progrès garantit que la plante dont est tirée l'huile n'a pas été aspergée de pesticides chimiques, et donc que sa culture s'est faite dans le respect de l'environnement. Selon certains spécialistes, il n'y a pas de différence de qualité entre une huile essentielle bio et une huile essentielle non bio. Rétorquons-leur qu'une plante qui n'a pas été nourrie aux engrais a forcément des composants différents et donc sûrement une meilleure efficacité thérapeutique. Sachez enfin que toutes les huiles essentielles ne sont pas disponibles en qualité bio : c'est le cas de certaines plantes qui ne poussent qu'à l'état sauvage par exemple.

Les 10 précautions à prendre

À manier avec prudence !
Les huiles essentielles sont des produits très concentrés. Il faut donc les employer avec la plus grande prudence, sous peine d'effets secondaires. Comme l'a écrit le Dr Jean Valnet (1920-1995), le père de la phyto-aromathérapie moderne : « *Ce n'est ni un gadget pour malades imaginaires ou motivés, encore moins une friandise pour petites filles modèles.* »

1. Respectez les dosages et les posologies

Les huiles essentielles s'utilisent goutte par goutte. Il est donc important de se fier aux dosages indiqués. Ne les multipliez pas par deux sous prétexte que cela sera plus efficace : 1 goutte, c'est 1 goutte, pas 2.

2. Ne remplacez pas une huile essentielle par une autre

Chaque huile essentielle a une composition particulière, et donc des bienfaits et un mode d'utilisation spécifiques. L'huile essentielle d'orange douce n'aura donc pas les mêmes propriétés que l'huile essentielle d'oranger amer. Idem pour l'huile essentielle de lavande officinale et l'huile essentielle de lavande aspic, malgré des noms qui se ressemblent ! Vérifiez bien qu'il s'agit de la bonne huile avant de l'utiliser.

3. Diluez l'huile essentielle avant de l'appliquer sur la peau

En cas d'application cutanée, il faut diluer l'huile essentielle dans de l'huile végétale, une base neutre, du gel douche, du shampooing… car elle peut se révéler irritante. Ceci est valable aussi bien pour les massages que pour l'emploi dans le bain. Dans des cas très précis, certaines huiles peuvent être appliquées pures, en faible quantité (1 goutte ou 2) et sur une petite surface (poignet, tempe…). Veillez à respecter les posologies spécifiques de chaque huile essentielle.

4. Diluez l'huile essentielle avant de l'absorber par voie orale

Dans les cas où vous prenez l'huile essentielle par voie orale, il faut toujours la déposer sur un support : sucre, comprimé neutre, miel…

5. Évitez le contact avec les yeux et les muqueuses

Les huiles essentielles peuvent se révéler irritantes. De manière générale, il faut donc éviter de les mettre en contact avec les yeux et les muqueuses (oreilles, nez, vagin…). Dans des cas très précis, l'application sur les muqueuses pourra être recommandée. Dans tous les cas, fiez-vous aux indications données par votre médecin ou un spécialiste.

6. Adoptez les bons gestes en cas d'« accident »

En cas de projection dans les yeux, ou si vous avez renversé le flacon sur votre peau, essuyez l'excédent avec un morceau de coton imbibé d'huile d'amande douce. En cas de besoin, consultez un médecin. En cas d'ingestion d'une grande quantité d'huile essentielle, contactez immédiatement le centre antipoison le plus proche de chez vous ou le SAMU (15).

7. Respectez les précautions particulières liées à certaines huiles essentielles

En plus des précautions générales, certaines huiles demandent une prudence accrue. Ainsi, toutes les huiles essentielles d'agrumes sont photosensibilisantes : si l'on s'expose au soleil après application, des taches brunes indélébiles apparaissent sur la peau. D'autres sont dermocaustiques (très irritantes pour la peau).

8. Soyez prudent avec les femmes enceintes, allaitantes et les enfants

Certaines huiles essentielles sont interdites pendant les trois premiers mois de grossesse, d'autres pendant toute cette période. Idem pour les bébés et les jeunes enfants (voir le chapitre « Huiles essentielles, femmes enceintes et enfants »).

9. Arrêtez le « traitement » si rien ne se passe

Les huiles essentielles sont efficaces rapidement. Si vous n'en ressentez pas les bienfaits, ne vous acharnez pas. L'huile essentielle – ou son mode d'administration – ne vous convient peut-être pas. Dans ce cas, parlez-en à votre médecin ou à un naturopathe/aromatologue. De manière générale, sachez que les huiles essentielles sont des aides aux traitements « classiques ». On les utilisera pour les petits maux du quotidien. En cas de maladie grave, elles peuvent apporter un soulagement complémentaire au traitement, mais en aucun cas le remplacer.

10. Au moindre doute, consultez !

Vous vous posez une question sur l'emploi de telle ou telle huile essentielle ? N'hésitez pas à consulter un spécialiste. Les médecins et pharmaciens spécialisés en aromatologie existent, et ils sont là pour vous orienter.

Les huiles essentielles « douces »... et les autres

Si vous êtes débutant en huiles essentielles, commencez par les huiles les plus douces : camomille romaine, rose de Damas, lavande officinale... Une fois que vous serez familiarisé avec elles, vous pourrez découvrir d'autres huiles plus délicates à manier (cannelle, sauge sclarée...).

Huiles essentielles, femmes enceintes et enfants

Prudence, prudence !
L'emploi des huiles essentielles chez les femmes enceintes, les jeunes mamans allaitantes, les bébés et les enfants doit être particulièrement encadré. Certaines leur sont en effet interdites.

Pendant le premier trimestre de grossesse

De manière générale, l'utilisation de toutes les huiles essentielles est déconseillée pendant les trois premiers mois de grossesse (comme d'ailleurs l'absorption de nombreux médicaments). Selon certains spécialistes, elles pourraient passer dans le placenta et, dans le pire des cas, provoquer un avortement. Tous ne sont pas d'accord, mais une chose est sûre : mieux vaut adopter le principe de précaution et ne rien prendre sans l'accord express de votre médecin ! Lui seul pourra vous conseiller ou vous autoriser l'utilisation de telle ou telle huile essentielle. Sans cela, abstenez-vous !

Pendant les deuxième et troisième trimestres

Après trois mois de grossesse, certaines huiles – les plus « douces » – peuvent être utilisées. À condition, bien sûr, de respecter à la lettre les dosages et les précautions d'emploi générales. Il convient toutefois de faire doublement attention lors de leur utilisation ! Ainsi, lors des massages, il ne faut pas les appliquer sur les points de réflexologie utérins (poignets, chevilles et ventre). Plus généralement, il ne faut jamais les appliquer sur toute la ceinture abdominale.

Les huiles essentielles autorisées après trois mois de grossesse sont les suivantes : arbre à thé, basilic, bergamote, bois de rose, camomille, cardamome, citron, estragon, eucalyptus radié, eucalyptus citronné, gaulthérie, genévrier, géranium rosat, inule odorante, laurier noble, lavande aspic, lavande vraie, lentisque pistachier, mandarine, ravintsara, rose, thym à thuyanol, orange, palmarosa, rose, verveine citronnée, ylang-ylang…

Une fois ces précautions élémentaires bien en tête, les femmes enceintes peuvent profiter des bienfaits des huiles essentielles. Celles-ci leur apportent en effet des solutions vraiment efficaces et naturelles à bien des petits maux de la grossesse. Quelques possibilités d'utilisation :

• Pour vous détendre ou pour favoriser le sommeil : 5 à 6 gouttes d'huile essentielle de lavande aspic, à diluer dans 1 cuillère à soupe d'huile végétale, puis à verser dans le bain.

• En cas d'angoisse : respirez au flacon de l'huile essentielle d'orange douce.

• En cas de nausées : prenez 1 goutte d'huile essentielle d'estragon ou 1 goutte d'huile essentielle de camomille romaine diluée dans 1 cuillère à café de miel.

Les huiles essentielles interdites pendant toute la grossesse

Certaines huiles essentielles sont interdites pendant toute la grossesse. Parmi les principales, on trouve : absinthe, achillée, aneth, anis étoilé ou badiane, anis vert, cannelle, carvi, cèdre de l'Atlas, curcuma, cyprès bleu, eucalyptus mentholé, eucalyptus à cryptone, fenouil doux, giroflier, hélichryse, hysope officinale, lantana, lédon du Groenland, menthe (toutes les sortes de menthe), muscade, niaouli, origan, persil, ravensare anisé, romarin camphré, sapin baumier, sapin blanc, sarriette des montagnes, sassafras, sauge officinale, tagète, térébenthine, thuya...

Peut-on donner des huiles essentielles aux enfants ?

Oui, car elles sont efficaces contre de nombreux maux dont peuvent souffrir les enfants : pipi au lit, nervosité, rhume, otite, rhinopharyngite, verrue, mal au ventre... Mais attention : certaines huiles essentielles sont déconseillées – voire interdites – aux bébés et aux enfants de moins de 6 ans. Parmi elles, on trouve les huiles essentielles de cannelle (toutes les sortes de cannelle), de cèdre (toutes les sortes), de badiane, de carvi, d'hysope officinale, de muscade, de ravensare anisé, de romarin à verbénone, de sauge (toutes les sortes), de tagète, de menthe (toutes les sortes, sauf la menthe bergamote)... Certaines doivent être utilisées avec prudence comme celles de giroflier, d'hélichryse ou de niaouli.

De manière générale, les modes d'emploi et les dosages donnés dans les pages qui suivent sont spécifiques aux adultes. Il ne suffit pas de diviser les doses par deux pour qu'elles soient adaptées aux enfants. Dans tous les cas, n'utilisez pas ces indications sur les enfants sans avis médical.

Et pendant l'allaitement ?

Les huiles essentielles interdites pendant toute la durée de la grossesse le restent également pendant l'allaitement (voir la liste ci-contre).

LES 62 HUILES ESSENTIELLES INDISPENSABLES

Huile essentielle de basilic tropical (ou exotique)

Ocimum basilicum

Ses atouts

- Elle apaise les troubles digestifs : nausées, flatulences, ballonnements… mais aussi mal des transports, aérophagie.

- C'est un excellent antispasmodique, à utiliser en cas de crampes musculaires ou digestives (hoquet).

- Sur le système nerveux, elle a des vertus à la fois tonifiantes, stimulantes et apaisantes. À recommander en cas de stress ou de surmenage.

- Antidouleur, elle calme les maux de tête.

Applications pratiques

Santé

Après un repas copieux : versez 1 goutte d'HE de basilic dans un peu d'eau et faites un gargarisme. Haleine fraîche et digestion plus facile ! En cas de nausée : déposez 1 goutte d'HE de basilic sur un sucre ou un comprimé neutre et laissez fondre dans la bouche. Un remède idéal aussi contre les nausées des femmes enceintes (après trois mois de grossesse). Problème de digestion ? Diluez 1 goutte d'HE de basilic dans 1 cuillère à café d'huile végétale (amande douce par exemple). Massez le plexus solaire et le ventre. En cas de nausée en voiture : ouvrez le flacon d'HE de basilic et respirez ! Manque de concentration ? Diffusez quelques gouttes d'HE de basilic dans la pièce. Pour calmer les crampes ou un mal de tête, prenez un bain dans lequel vous aurez versé le mélange suivant : 4 gouttes d'HE de basilic + 1 cuillère à soupe d'huile d'amande douce.

Maison

Dans votre produit vaisselle : ajoutez 4 à 5 gouttes d'HE de basilic.

Précaution particulière

Elle peut se révéler irritante pour la peau. En cas d'application cutanée, utilisez-la toujours diluée.

Huile essentielle de bergamote

Citrus aurantium ssp bergamia

Ses atouts

•Comme les autres huiles essentielles d'agrumes, l'HE de bergamote est fraîche et tonifiante. Mais sans ce petit côté acide qui peut parfois rendre les autres un peu agressives…

•Antibactérienne et purifiante, c'est une alliée des peaux et des cheveux gras.

•Raffermissante, elle permet de lutter contre le relâchement cutané, la peau d'orange…

•Comme l'huile essentielle de pamplemousse, elle est à la fois tonique (à faible dose) et calmante (à haute dose).

Applications pratiques

Beauté

Si vous avez la peau grasse : versez 4 à 5 gouttes d'HE de bergamote dans un bol d'eau chaude et placez votre visage au-dessus du bol pendant 3 à 4 minutes. En prime, vous retrouverez le moral ! Cheveux gras ? Ajoutez 1 goutte d'HE de bergamote dans votre dose de shampoing. En cas de vergetures ou de peau d'orange, massez-vous le ventre, les hanches et les fesses avec ce mélange : 1 cuillère à soupe d'huile de jojoba + 2 gouttes d'HE de bergamote + 2 gouttes d'HE de pamplemousse.

Santé

Pour avoir une haleine fraîche : après vous être lavé les dents, faites un bain de bouche avec 1 goutte d'HE de bergamote diluée dans un verre d'eau tiède. Ne pas avaler.

Maison

Odeur de renfermé ? Diffusez quelques gouttes d'HE de bergamote. Ou ajoutez-en 4 à 5 gouttes dans le produit de lavage de vos sols.

Précaution particulière

Comme toutes les huiles essentielles d'agrumes, l'HE de bergamote est photosensibilisante : à ne pas appliquer avant d'aller au soleil ! Elle peut également se révéler irritante pour la peau : testez-en une goutte dans le creux du coude.

Huile essentielle de camomille noble

Chamaemelum nobile (ou Anthemis nobilis)

Ses atouts

•Comme la tisane à la camomille, elle apaise la nervosité, préparant ainsi le corps et l'esprit au sommeil. À recommander en cas de stress important, d'angoisses ou d'agitation.

•Elle calme aussi les douleurs (migraines, maux de dents ou de ventre) ainsi que les démangeaisons et les irritations de la peau.

•Elle est efficace en cas de nausées, notamment chez les femmes enceintes (après trois mois de grossesse).

•Elle est également recommandée en cas d'allergie respiratoire.

Applications pratiques

Beauté

Pour soulager les peaux irritées : ajoutez 1 ou 2 gouttes d'HE de camomille noble dans votre pot de crème hydratante.

Santé

En cas d'insomnie : juste avant d'aller vous coucher, ouvrez le flacon d'HE de camomille noble et respirez profondément. Ce système est préférable à la diffusion car cette huile peut se révéler entêtante. En cas d'angoisse, de choc émotionnel ou de stress important : diluez 8 gouttes d'HE de camomille noble dans 1 cuillère à café d'huile végétale. Massez doucement le plexus solaire. En cas de nausée (femmes enceintes) : diluez 1 goutte d'HE de camomille noble dans 1 petite cuillère à café de miel et avalez le matin à jeun.

Précaution particulière

Elle peut se révéler irritante pour la peau. En cas d'application cutanée, utilisez-la toujours diluée.

Huile essentielle de camomille matricaire

Matricaria recutita

Ses atouts

•C'est un puissant anti-inflammatoire et antispasmodique. Elle est efficace contre les troubles digestifs ou les règles douloureuses.

•Elle a également des vertus cicatrisantes, utiles en cas d'eczéma, d'acné…

•Elle est décongestionnante : elle se révèle intéressante en cas de problème de jambes lourdes par exemple.

•En cosmétique, on l'utilise surtout dans les shampoings destinés aux chevelures blondes.

Applications pratiques

Beauté

Pour donner des reflets dorés aux cheveux blonds : ajoutez 2 à 3 gouttes d'HE de camomille matricaire dans votre dose de shampoing. Massez doucement le cuir chevelu et laissez poser quelques minutes avant de rincer.

Santé

En cas de maux de tête ou de migraines : diluez 3 gouttes d'HE de camomille matricaire dans 15 ml d'huile végétale. Massez vos tempes avec 1 ou 2 gouttes de ce mélange. En cas de règles douloureuses : mélangez 2 gouttes d'HE de camomille matricaire dans ½ cuillère à café d'huile végétale. Massez-vous le bas-ventre. Pour soulager les gerçures, les piqûres d'insectes, les écorchures, les coups de soleil, etc. : mélangez 5 gouttes d'HE de camomille matricaire dans 1 cuillère à café d'huile végétale. Idéal aussi pour toutes les démangeaisons, quelle qu'en soit la cause.

Remarque

L'huile essentielle de camomille matricaire est aussi appelée huile essentielle de camomille allemande, sauvage ou vraie.

Huile essentielle de cannelle de Ceylan

Cinnamomum zeylanicum/Cinnamomum verum (écorce ou feuilles)

Ses atouts

•C'est la plus efficace pour tuer les microbes !

•Elle tonifie, stimule (le corps, l'esprit et les ardeurs !) et réchauffe. Elle est donc tout indiquée dans les massages d'hiver, mais à toute petite dose.

Applications pratiques

Santé

Pour réchauffer le corps : diluez 1 goutte d'HE de cannelle dans 2 cuillères à soupe d'huile végétale. Appliquez sur le corps en légers massages (évitez les muqueuses). C'est idéal aussi pour un massage sensuel. Dans ce cas, vous pouvez y ajouter 4 gouttes d'HE d'orange douce. Coup de mou ? Respirez-la directement au flacon. Une inspiration suffit !

Maison

Pour parfumer la maison : attention, elle est très puissante ! La bonne synergie : 10 gouttes d'HE d'orange douce + 4 gouttes d'HE de cannelle. Versez dans un diffuseur et mettez-le en marche quelques minutes. Pour désinfecter les sols : ajoutez 1 goutte d'HE de cannelle dans votre seau rempli d'eau et de détergent.

Précaution particulière

Cette huile essentielle fait partie de celles qui n'agissent pas dans la douceur ! Voilà pourquoi il faut prendre des précautions dans son utilisation : elle ne doit jamais être appliquée pure sur la peau, car elle peut être très irritante. Ne l'utilisez pas non plus dans le bain, sur les muqueuses ou en inhalation (même diluée ou en association avec d'autres huiles essentielles). Elle est également déconseillée aux femmes enceintes et allaitantes, ainsi qu'aux enfants de moins de 6 ans.

Huile essentielle de carotte cultivée

Daucus carota

Ses atouts

•Elle est conseillée en cas de problème de foie, de digestion difficile... Elle draine et détoxifie le foie et les reins.

•C'est l'alliée des belles peaux : elle éclaircit le teint, raffermit l'épiderme et accélère la cicatrisation. À ce titre, elle est préconisée en cas d'acné, de rides, de couperose, de teint terne, de taches de vieillesse... Elle convient autant aux peaux sèches que grasses ou mixtes.

•Elle est hypocholestérolémiante, c'est-à-dire qu'elle fait baisser le taux de cholestérol.

•C'est un bon tonifiant mais attention, elle peut faire monter la tension.

Applications pratiques

Beauté

En cas de couperose : ajoutez 1 goutte d'HE de carotte dans

une noisette de crème de jour. Appliquez sur peau propre et sèche en légers massages. En cas d'acné : appliquez 1 goutte d'HE de carotte pure sur les boutons, matin et soir. Contre les rides, le relâchement cutané : dans un petit flacon, mélangez 40 gouttes d'HE de carotte et 150 ml d'huile végétale de rose musquée. Appliquez matin et soir.

Santé

Pour faciliter la digestion : déposez 2 gouttes d'HE de carotte sur un comprimé neutre et avalez avant le repas. À faire aussi pour stimuler le foie ou en cas d'hypercholestérolémie. Pour un effet tonifiant : mélangez 2 gouttes d'HE de carotte cultivée dans 2 gouttes d'huile végétale et massez le plexus solaire.

Remarque

Ne confondez pas l'huile essentielle de carotte, tirée des graines, et l'huile végétale de carotte – ou extrait huileux de carotte – qui est en fait le résultat de la macération de racines de carotte dans une huile végétale.
L'huile de carotte s'utilise en après-soleil, pour régénérer l'épiderme et lui donner une jolie couleur carotte !

Huile essentielle de cèdre de l'Atlas

Cedrus atlantica

Ses atouts

•Elle est une alliée incontournable pour lutter contre la cellulite. Décongestionnante, elle élimine les toxines, facilite le drainage et le déstockage des graisses.

•Stimulante, elle permet de traiter les cheveux gras, les problèmes de cellulite ou de chute de cheveux.

•C'est une excellente huile anti-déprime.

•Elle stimule les défenses immunitaires.

Applications pratiques

Beauté

Cheveux gras, perte de cheveux ? Diluez 4 à 5 gouttes d'HE de cèdre de l'Atlas dans votre dose de shampoing et massez délicatement le cuir chevelu. À ne pas faire sur cheveux secs ou fragiles. Pour lutter contre la cellulite et la rétention d'eau : mélangez 5 gouttes d'HE de cèdre dans 1 cuillère à soupe d'huile végétale (germe de blé par exemple) et massez le ventre, les hanches et les fesses.

Santé

En cas de rhume : déposez 1 goutte d'HE de cèdre sur votre poignet et respirez régulièrement.

Maison

Pour lutter contre les mites : déposez quelques gouttes d'HE de cèdre sur un mouchoir ou un galet à parfumer et mettez-le dans vos armoires. Renouvelez l'opération tous les 10 jours environ.
Pour faire fuir les insectes : diffusez un mélange de 3 gouttes d'HE de cèdre + 7 gouttes d'HE de pin. En plus, c'est excellent pour retrouver le moral !

Précaution particulière

Cette huile essentielle ne s'emploie que par voie cutanée. Ne pas l'ingérer. À proscrire chez les femmes enceintes (pendant toute la grossesse) et les enfants de moins de 6 ans.

Huile essentielle de ciste ladanifère

Cistus ladaniferus

Ses atouts

•Antihémorragique et cicatrisante, elle est indiquée en cas de saignement de nez, de coupure, de petite plaie ou autre bobo.

•Grâce à ses vertus cicatrisantes, elle est également utile en cas d'acné ou de bouton.

•Équilibrante, elle apaise les tempéraments stressés ou lunatiques et facilite le sommeil.

Applications pratiques

Beauté

En cas d'acné, de petits boutons : versez 4 à 5 gouttes d'HE de ciste dans un bol d'eau chaude et placez votre visage au-dessus pendant 2 à 3 minutes.
Si vous êtes sujet à la couperose : ajoutez 1 goutte d'HE de ciste dans votre crème de jour. À appliquer en évitant le contour des yeux. Cela fonctionne aussi contre les rides !

Santé

Vous saignez du nez ? Déposez 1 goutte d'HE de ciste sur un petit morceau de coton hydrophile et insérez-le tout doucement dans la narine. Laissez-le pendant 2 à 3 minutes. En cas de coupure, de crevasse, de gerçures, etc. : mélangez 50 ml d'huile de germe de blé + 20 gouttes d'HE de ciste et appliquez-en quelques gouttes sur les lésions. Sur les boutons de varicelle ou de coqueluche : appliquez 3 gouttes d'HE de ciste diluée dans 1 cuillère à café d'huile végétale. En cas d'insomnie : ouvrez le flacon et respirez profondément pendant quelques minutes avant d'aller vous coucher.

Remarque

Le ciste est un arbrisseau dont les feuilles sécrètent un suc que les Grecs appelaient ladanum (d'où son nom de ciste ladanifère). Ils s'en servaient en pharmacie mais aussi en parfumerie : il faisait partie des arômes sacrés comme l'encens, le cèdre, la myrrhe ou le benjoin.

Huile essentielle de citron

Citrus limonum

Ses atouts

•C'est la meilleure amie du foie : elle aide à le nettoyer et à régénérer les fonctions hépatiques. Idéal après des excès !

•Grâce à ses propriétés antiseptiques, elle peut être utilisée pour purifier la peau, assainir l'air ambiant ou désinfecter les surfaces.

•Elle détend, redonne du peps et permet de retrouver toute sa concentration.

Applications pratiques

Beauté

Peau grasse ? Diluez 1 goutte d'HE de citron dans 1 cuillère à café d'huile de noisette et appliquez sur le visage. En cas de pellicules : ajoutez 2 gouttes d'HE de citron dans votre dose de shampoing. Pour lutter contre la cellulite : massez-vous tous les jours avec un mélange d'huile de germes de blé et d'HE de citron. Comptez 3 gouttes d'HE pour 1 cuillère à soupe d'huile végétale.

Santé

Problème de digestion ? Déposez 1 ou 2 gouttes d'HE de citron sur un comprimé neutre ou un petit morceau de sucre. À prendre après le repas. Cela est efficace aussi contre les nausées des femmes enceintes après 3 mois de grossesse. En cas de fatigue : mélangez 4 gouttes d'HE de citron dans 1 cuillère à soupe d'huile d'amande douce et versez dans l'eau du bain.

Maison

Pour assainir l'air ambiant : versez quelques gouttes d'HE de citron dans votre diffuseur et mettez-le en marche pendant 4 à 5 minutes. Parfait pour désinfecter la chambre d'un malade par exemple. Dans les produits d'entretien : ajoutez quelques gouttes d'HE de citron pour renforcer leur efficacité antiseptique.

Précaution particulière

Cette huile essentielle ne doit pas être appliquée pure sur la peau car elle peut être irritante. Elle est également photosensibilisante : ne pas l'appliquer avant une exposition au soleil sous peine de voir apparaître de vilaines taches indélébiles.

Huile essentielle de citronnelle

Cymbopogon nardus

Ses atouts

•C'est l'ennemi des moustiques qu'elle repousse efficacement.

•Elle a également des vertus assainissantes et anti-odeurs, très utiles pour assainir l'air ambiant.

•Anti-inflammatoire, elle peut être utilisée en massage.

Applications pratiques

Santé

Vous êtes grippé, enrhumé ? Désinfectez la pièce en diffusant quelques gouttes d'HE de citronnelle dans votre diffuseur pendant quelques minutes. En cas de rhumatismes, de tendinite, etc. : mélangez 2 gouttes d'HE de citronnelle dans 1 cuillère à soupe d'huile végétale et massez. Un bouton de moustique ? Appliquez 1 goutte d'HE de citronnelle pure sur la peau pour calmer la démangeaison.

Maison

Pour éloigner les moustiques : utilisez-la en diffusion (dans un diffuseur électrique). À renouveler souvent ! Pour augmenter son efficacité, associez-la à de l'HE d'eucalyptus citronné (4 gouttes d'HE de citronnelle + 2 gouttes d'HE d'eucalyptus citronné). Pour éliminer les odeurs de tabac dans une pièce : diffusez quelques gouttes d'HE de citronnelle pendant 5 à 6 minutes. Dans les produits d'entretien : ajoutez-en quelques gouttes pour parfumer toute la maison !

Remarque

Ne confondez pas l'HE de citronnelle (Cymbopogon nardus) et l'HE de lemon-grass (Cymbopogon flexuosus). La seconde est principalement utilisée contre les vergetures et la cellulite, ainsi que pour ses vertus calmantes.

Huile essentielle de coriandre

Coriandrum sativum

Ses atouts

•Ses propriétés digestives en font un excellent remède en cas de digestion difficile : flatulences, aérophagie…

•Elle aide également à soulager les douleurs musculaires et les rhumatismes.

•Tonifiante, elle apporte un petit coup de fouet bien utile en cas de baisse de forme. Elle stimule la mémoire et la concentration.

Applications pratiques

Santé

En cas de digestion difficile ou d'indigestion : avalez 1 cuillère à café d'huile d'olive dans laquelle vous aurez dilué 1 goutte d'HE de coriandre + 1 goutte d'HE de fenouil. Contre les ballonnements : mélangez 30 ml d'huile d'amande douce + 10 gouttes d'HE de coriandre + 10 gouttes d'HE de lavande fine et massez-vous tout doucement le ventre. Contre les courbatures après le sport : diluez 10 gouttes d'HE de coriandre dans 1 cuillère à soupe d'huile végétale (amande douce par exemple) et versez dans l'eau du bain. Restez-y une dizaine de minutes. C'est idéal aussi en cas de troubles digestifs. Coup de fatigue ? Déposez 1 goutte d'HE de coriandre sur la plante des pieds et massez doucement. Ou respirez-la directement au flacon quand le besoin s'en fait sentir !

Maison

Pour assainir la maison : versez dans votre diffuseur 10 gouttes d'HE de coriandre + 10 gouttes d'HE de citron. Ça sent délicieusement bon et ça vous donnera du peps !

Remarque

De la même famille que la carotte, la coriandre est aussi appelée persil arabe ou persil chinois.

Huile essentielle de cyprès

Cupressus sempervirens

Ses atouts

• Décongestionnante, elle aide à lutter contre divers troubles : jambes lourdes, syndrome prémenstruel, rétention d'eau, cellulite...

• C'est le remède à privilégier en cas de toux sèche.

• Elle est également recommandée en cas de transpiration excessive.

• Fraîche et citronnée, elle est parfaite pour s'éclaircir les idées !

Applications pratiques

Beauté

Contre les problèmes de transpiration excessive : déposez 1 goutte d'HE de cyprès sur la plante des pieds et massez doucement la voûte plantaire et entre les orteils. Vous pouvez faire de même sur les aisselles.

Santé

En cas de toux sèche, d'aphonie ou de pharyngite : diluez 2 gouttes d'HE de cyprès dans 1 cuillère à café de miel et avalez. À renouveler 3 fois par jour.

Vous avez les jambes lourdes ? Diluez 2 gouttes d'HE de cyprès dans 1 cuillère à soupe d'huile végétale (huile d'amande douce ou huile de germe de blé par exemple) et massez doucement en remontant des chevilles vers les hanches. Idéal quand vous prenez l'avion. Vous pouvez également prendre l'HE de cyprès sous forme orale : diluez-en 2 gouttes dans 1 cuillère à café de miel et avalez. En cas de règles douloureuses : mélangez 2 gouttes d'HE de cyprès dans 1 cuillère à soupe d'huile d'amande douce et massez votre bas-ventre. Vous souffrez d'hémorroïdes ? Avalez 1 cuillère à café de miel dans lequel vous aurez ajouté 2 gouttes d'HE de cyprès.

Précaution particulière

Elle est interdite pendant toute la grossesse et l'allaitement. À ne pas utiliser en cas de cancer de la prostate et de mastose.

Huile essentielle d'encens ou oliban

Boswellia carterii

Ses atouts

•C'est l'huile essentielle anti-déprime par excellence.

•À petite dose, elle calme les angoisses, le stress et favorise la méditation et le sommeil. À plus haute dose, elle a des vertus dynamisantes.

•Elle stimule les défenses immunitaires. Elle a également des propriétés expectorantes, idéales pour dégager les bronches.

•Elle raffermit et régénère la peau. Elle est également recommandée pour les peaux sèches.

Applications pratiques

Beauté

Si vous avez la peau sèche : ajoutez 1 goutte d'HE d'encens dans une noisette de crème de jour. Appliquez le matin sur peau propre et nettoyée.

Santé

Pour stimuler les défenses immunitaires : mélangez 10 gouttes d'HE d'encens dans 1 cuillère à soupe d'huile végétale, versez dans le bain et restez-y une dizaine de minutes. Pour dégager les bronches : diluez 3 gouttes d'HE d'encens dans 1 cuillère à soupe d'huile végétale (amande douce, pépins de raisin, jojoba…) et massez doucement le plexus solaire. En cas d'insomnie : ouvrez le flacon d'HE d'encens et respirez profondément 3 à 5 fois, pas plus sinon elle produit
l'effet inverse ! En cas de déprime ou de dépression : diluez 1 goutte d'HE d'encens dans 3 gouttes d'huile d'amande douce. Un mélange à déposer sur le poignet plusieurs fois par jour.

Maison

Pour donner à votre maison des senteurs orientales : versez-en quelques gouttes dans votre diffuseur et mettez-le en marche quelques minutes. À associer éventuellement à de l'huile essentielle de géranium, de lavande, de patchouli…

Remarque

L'encens ou oliban est une résine produite par un arbre appelé Boswellia sacra ou, plus communément, arbre à encens.

Huile essentielle d'épinette noire

Picea mariana

Ses atouts

•Tonifiante, elle est recommandée pour toutes les petites baisses de forme, tant physiques que morales : convalescence, manque d'énergie, somnolence après le repas…

•Elle calme les infections respiratoires, type toux, bronchite…

•Anti-inflammatoire, elle est aussi recommandée pour soulager les douleurs articulaires et les rhumatismes.

•C'est également un bon antiseptique aérien.

Applications pratiques

Santé

En cas de coup de fatigue : déposez 1 goutte d'HE d'épinette noire sur chaque plante de pied et massez doucement. Le matin, par exemple, pour faire le plein d'énergie. Pour avoir la forme avant une soirée par exemple : prenez un bain dans lequel vous aurez ajouté un mélange de 10 gouttes d'HE d'épinette noire

diluées dans 1 cuillère à soupe d'huile végétale. En cas de douleurs rhumatismales ou articulaires : mélangez 3 gouttes d'HE d'épinette noire + 3 gouttes d'HE
de pin sylvestre dans 1 cuillère à soupe d'huile végétale et massez tout doucement les zones douloureuses.

Maison

Pour assainir l'air ambiant : versez-en quelques gouttes dans votre diffuseur et mettez-le en marche quelques minutes. À faire pour le plaisir ou si l'un des membres de la famille est malade par exemple, car l'HE d'épinette noire élimine les microbes et dégage les voies respiratoires.

Précaution particulière

Si vous avez la peau sensible, cette huile essentielle peut se révéler irritante. Faites un test en en déposant une goutte dans le pli de votre coude.

Huile essentielle d'estragon

Artemisia dracunculus

Ses atouts

- Elle agit sur toutes les manifestations allergiques (notamment le rhume des foins).

- Antispasmodique, elle soulage les tensions musculaires ou liées au stress, calme les crampes et les douleurs des règles.

- En stimulant le foie, elle facilite la digestion. C'est aussi un excellent remède contre le hoquet.

- Tonifiante, elle redonne de l'énergie et permet d'apaiser les angoisses.

Applications pratiques

Beauté

Pour avoir une haleine fraîche : faites un bain de bouche avec 1 ou 2 gouttes d'HE d'estragon diluées dans un fond d'eau. Pour vous détendre : diluez 10 gouttes d'HE d'estragon dans 1 cuillère à soupe d'huile végétale, à verser dans l'eau du bain.

Santé

Douleurs dans le ventre (liées au stress ou à la digestion) ? Déposez 2 gouttes d'HE d'estragon dans 1 cuillère à café de miel. À avaler en fin de repas. Contre le hoquet : mélangez 10 ml d'huile d'amande douce + 5 gouttes d'HE d'estragon + 3 gouttes d'HE de petit grain bigarade. Appliquez-en quelques gouttes en massage sur le plexus solaire. Vous pouvez prendre un sucre sur lequel vous aurez déposé 1 goutte d'HE d'estragon. En cas de rhume des foins : déposez 1 goutte d'HE d'estragon + 1 goutte d'HE de thym sur un sucre, à prendre en fin de repas.

En début de crise d'allergie : ouvrez le flacon d'HE d'estragon et respirez profondément.

Mal des transports : prenez 1 goutte d'HE d'estragon sur un petit sucre.

Maison

Pour parfumer la pièce (et calmer les allergies respiratoires) : diffusez un mélange de 15 gouttes d'HE d'estragon + 5 gouttes d'HE de niaouli.

Remarque

Autrefois, l'estragon était surnommé « herbe aux dragons », d'où son nom latin de Dracunculus, « petit dragon ».

Huile essentielle d'eucalyptus citronné

Eucalyptus citriodora

Ses atouts

•C'est l'huile de prédilection pour les massages musculaires et articulaires. À recommander en cas d'élongation, de tendinite, de tennis-elbow…

•Calmante, elle favorise le sommeil.

•Elle soulage aussi toutes les irritations cutanées (démangeaisons, mycose cutanée…).

•Elle fait fuir les moustiques.

Applications pratiques

Santé

Vous souffrez d'arthrite ? Avalez 1 cuillère à café de miel dans lequel vous aurez ajouté 1 goutte d'HE d'eucalyptus citronné. À prendre 2 ou 3 fois par jour. En cas de tensions musculaires : diluez 10 gouttes d'HE d'eucalyptus citronné dans 1 cuillère à soupe d'huile d'amande douce, versez dans l'eau du bain, et restez-y une dizaine de minutes. C'est idéal le soir pour favoriser le sommeil ! En cas d'irritation de la peau : diluez 15 gouttes d'HE d'eucalyptus citronné dans 50 ml d'huile végétale de calendula. À appliquer sur la peau en légers massages.

Maison

Pour éloigner les moustiques : diffusez quelques gouttes d'HE d'eucalyptus dans un diffuseur électrique. Attention, son odeur boisée et épicée est rapidement prenante ! Vous pouvez aussi l'associer à de l'huile essentielle de citronnelle.

Précaution particulière

Ne confondez pas l'HE d'eucalyptus citronné avec l'HE d'eucalyptus radié, davantage utilisée en inhalation contre tous les petits maux de l'hiver (grippe, rhume, bronchite...).

Huile essentielle d'eucalyptus radié

Eucalyptus radiata

Ses atouts

•C'est l'un des antiseptiques les plus efficaces !

•Elle est préconisée pour soulager toutes les maladies hivernales (rhume, bronchite, grippe...) car elle dégage les voies respiratoires, favorise l'expectoration et combat les virus.

•C'est aussi un excellent stimulant des défenses immunitaires : à prendre en prévention.

•Elle réchauffe le corps.

Applications pratiques

Santé

Si vous avez le nez bouché : déposez 2 gouttes d'HE d'eucalyptus radié sur un mouchoir et respirez aussi souvent que vous le souhaitez. En cas d'état grippal : diluez 3 à 4 gouttes d'HE d'eucalyptus radié dans un bol d'eau chaude. Placez votre visage au-dessus du bol, posez un linge sur votre tête et inhalez

ce mélange pendant quelques minutes. En cas de toux : diluez 5 gouttes d'HE d'eucalyptus radié dans 1 petite cuillère à café d'huile végétale. Massez
doucement le plexus solaire.
Vous êtes frileux ? Au creux de votre main, mélangez 1 goutte d'HE d'eucalyptus radié et 5 gouttes d'huile
d'amande douce. Frictionnez vos mains et vos avant-bras.

Maison

Pour assainir l'air de la maison (ou la chambre d'une personne malade) : diffusez quelques gouttes d'HE d'eucalyptus radié. À associer éventuellement à de l'HE de romarin ou de l'HE de citron. Pour désinfecter la litière du chat : ajoutez 1 à 2 gouttes d'HE d'eucalyptus à l'eau de rinçage.

Remarque

Il existe plusieurs centaines de variétés d'eucalyptus, et donc potentiellement autant d'huiles essentielles différentes. Ne remplacez pas une variété par une autre.

Huile essentielle de fenouil doux

Foeniculum vulgare var. dulce

Ses atouts

•C'est un remède précieux en cas de problèmes de digestion : digestion lente, nausées, flatulences, manque d'appétit, aérophagie, indigestion…

•Elle favorise la montée de lait chez les jeunes mamans.

•Antidouleur, elle se révèle efficace en cas de lumbago, d'échauffement musculaire, de rhumatisme…

•Elle aide également à l'élimination de la cellulite.

•C'est l'alliée des femmes ! Elle est recommandée en cas de règles irrégulières, à l'arrivée de la ménopause…

Applications pratiques

Beauté

Contre la cellulite : dans 100 ml d'huile végétale, ajoutez 40 gouttes d'HE de fenouil + 30 gouttes d'HE de pamplemousse. Utilisez cette huile en massage, chaque soir, sur les zones concernées (ventre, fesses, hanches…). Attention, l'HE de pamplemousse est photosensibilisante : ne vous exposez pas au soleil dans les deux heures qui suivent l'application.

Santé

Pour stimuler la montée de lait : avalez 2 gouttes d'HE de fenouil doux dilué dans 1 petite cuillère à café de miel, le matin et le midi.

En cas d'aérophagie : déposez 1 goutte d'HE de fenouil doux + 1 goutte d'HE d'estragon sur un petit morceau de sucre. À laisser fondre dans la bouche avant le repas.

Remarque

Si cette huile essentielle est conseillée aux mamans qui allaitent leur bébé, elle est en revanche interdite pendant toute la durée de la grossesse. Elle est également déconseillée aux enfants de moins de 6 ans. Ne la prenez pas en cas de trouble hormonal (cancer de l'utérus, problème de thyrroïde…) sans l'avis de votre médecin.

Huile essentielle de gaulthérie

Gaultheria procumbens

Ses atouts

•C'est l'huile essentielle du sportif, qui peut l'utiliser avant ou après l'entraînement. Grâce à son action chauffante, elle prévient les courbatures et favorise la récupération musculaire.

•Elle calme les douleurs musculaires et tendineuses, type crampe, entorse, lumbago, tendinite, tennis-elbow…

•Elle stimule le foie et soulage les maux de tête d'origine hépatique.

•C'est le remède incontournable en cas de crise de goutte (orteil qui gonfle, suite à un excès d'urée dans le sang).

Applications pratiques

Santé

En cas de contraction musculaire ou de lumbago : diluez 2 gouttes d'HE de gaulthérie dans 1 cuillère à soupe d'huile végétale (arnica par exemple) et massez les muscles endoloris. Crise de goutte ? Diluez 10 gouttes d'HE de gaulthérie dans 1 cuillère à café d'huile végétale et massez le gros orteil. Après le sport : mélangez 1 cuillère à soupe d'huile végétale (amande douce) + 10 gouttes d'HE de gaulthérie, versez dans l'eau du bain et restez-y une dizaine de minutes.

Maison

Pour parfumer : associez-la à de l'HE de pamplemousse par exemple. Attention, son odeur camphrée peut rappeler les vestiaires des sportifs…

Précaution particulière

Elle peut se révéler irritante sur les peaux sensibles. Appliquez-la de préférence diluée dans une huile végétale. Sur les autres peaux, elle peut être appliquée pure, mais à faible dose et sur une toute petite surface.

Huile essentielle de genévrier

Juniperus communis

Ses atouts

•Anti-inflammatoire et antidouleur, elle est particulièrement indiquée en cas d'arthrite.

•Elle soulage les rhumatismes en éliminant les toxines.

•Détoxiquante, elle stimule le foie.

•Elle stimule la circulation sanguine.

•Grâce à ses propriétés décongestionnantes et drainantes, elle est parfaite pour lutter contre la cellulite et la rétention d'eau. C'est une huile essentielle à privilégier si vous voulez mincir !

Applications pratiques

Beauté

Contre la cellulite : mélangez 50 ml d'huile d'avocat + 10 gouttes d'HE de pamplemousse + 10 gouttes d'HE de genévrier.

Chaque jour, appliquez un peu de ce mélange sur les hanches, le ventre et les fesses en faisant des palper-rouler.

Santé

En cas d'arthrose, de rhumatismes, etc. : diluez 10 gouttes d'HE de genévrier dans 1 cuillère à soupe d'huile végétale. Versez dans le bain et restez-y une dizaine de minutes. Si vous souffrez de douleurs musculaires : mélangez 5 gouttes d'HE de genévrier dans 1 cuillère à soupe d'huile d'amande douce et massez les zones concernées.

Maison

Pour parfumer la maison : déposez quelques gouttes d'HE de genévrier dans votre diffuseur électrique et mettez-le en marche quelques minutes. À associer par exemple avec une huile essentielle d'agrumes.

Précaution particulière

Cette huile essentielle est déconseillée aux personnes atteintes de maladies rénales.

Huile essentielle de géranium rosat

Pelargonium asperum

Ses atouts

•Elle aide les diabétiques à réguler leur glycémie. Elle est aussi indiquée en cas d'hypoglycémie.

•C'est l'huile essentielle de la beauté et de la jeunesse : elle lutte contre les rides, les taches de vieillesse, la chute de cheveux, le relâchement cutané...

•Elle est efficace contre l'acné et améliore le teint.

•Elle aide à déloger la cellulite.

Applications pratiques

Beauté

Pour prévenir les vergetures : mélangez 15 gouttes d'HE de géranium rosat et 50 ml d'huile végétale de bourrache. À appliquer matin et soir sur les hanches, le ventre et les fesses. Pour prévenir les rides : dans un flacon, mélangez 50 ml d'huile d'onagre + 8 gouttes d'HE de bois de rose + 8 gouttes d'HE de géranium rosat. À appliquer le soir, par légers massages circulaires, après le démaquillage. En cas de chute de cheveux : ajoutez 2 gouttes d'HE de géranium rosat dans votre dose de shampoing habituel et massez légèrement le cuir chevelu avant de rincer.

Santé

Vous êtes diabétique ? Absorbez 2 gouttes d'HE de géranium rosat diluées dans 1 cuillère à café de miel après chaque repas. À faire en complément de votre traitement : ne pas hésiter à demander conseil à votre médecin !

Maison

Contre les moustiques : diffusez quelques gouttes de géranium rosat dans votre diffuseur. À associer éventuellement à de l'HE de citronnelle.

Remarque

L'huile essentielle de géranium Bourbon (Pelargonium asperum cv Bourbon) est une huile essentielle de géranium rosat produite sur l'île de la Réunion, autrefois appelée île Bourbon. Ses propriétés sont quasiment identiques à celles de l'HE de géranium rosat… mais elle est un peu plus chère.

Huile essentielle de gingembre

Zingiber officinalis

Ses atouts

•C'est le remède anti-nausées indispensable : mal des transports, nausées de la grossesse, vomissements…

•Tonifiante à plus d'un titre, elle permet de lutter contre la fatigue intellectuelle et physique, de réveiller les ardeurs ou de freiner la chute des cheveux.

•Elle est également efficace en cas de constipation.

Applications pratiques

Beauté

• Pour un massage sensuel : dans un petit flacon diluez 2 gouttes d'HE de gingembre + 2 gouttes d'HE d'ylangylang + 2 gouttes d'HE d'orange douce dans 4 cuillères à soupe d'huile de jojoba. Massez le corps de votre partenaire avec cette huile…

• Pour freiner la chute de cheveux : ajoutez 2 gouttes d'HE de gingembre dans votre dose de shampoing et massez tout doucement votre cuir chevelu, en évitant d'en mettre dans vos yeux. Laissez agir quelques minutes avant de rincer.

Santé

Mal au cœur, vomissements ? Avalez 1 cuillère à café de miel dans lequel vous aurez dilué 2 gouttes d'HE de gingembre. À renouveler si nécessaire en fin de journée. En cas de problème de transit (constipation, flatulences...) : diluez 2 gouttes d'HE de gingembre dans 1 cuillère à soupe d'huile végétale et massez-vous le ventre en tournant dans le sens des aiguilles d'une montre. En cas de nausées liées au mal des transports : ouvrez le flacon et prenez 4 à 5 grandes respirations.

Précaution particulière

Cette huile essentielle peut se révéler dermocaustique. Ne l'utilisez jamais pure en application cutanée.

Huile essentielle de giroflier

Eugenia caryophyllus

Ses atouts

- Légèrement anesthésiante, elle soulage efficacement les rages de dents, les caries, les aphtes…

- Elle a également des vertus antibactériennes.

- Elle tonifie et permet de lutter contre la fatigue intellectuelle et physique.

- C'est aussi un bon répulsif contre les insectes, notamment les moustiques.

Applications pratiques

Santé

En cas d'abcès, de rage de dents : déposez 1 goutte d'HE de giroflier (pas plus !) sur un coton-tige et massez la gencive ou la dent douloureuse. Vous pouvez aussi utiliser le mélange suivant : 2 gouttes d'HE de giroflier + ½ cuillère à café d'huile végétale. À appliquer à l'aide d'un morceau de coton. Coup de fatigue ?

Diluez 1 goutte d'HE de girofle dans 1 petite cuillère à café de miel. À prendre deux fois par jour après les repas. Vous pouvez également l'utiliser en massages, à raison de 2 gouttes diluées dans 1 cuillère
à soupe d'huile végétale.

Maison

Pour éloigner les moustiques : versez 5 à 6 gouttes d'HE de giroflier dans votre diffuseur et mettez-le en marche quelques minutes.

Précaution particulière

Cette huile essentielle ne doit pas être utilisée par les femmes enceintes et allaitantes. Sauf lors de l'accouchement. En effet, appliquée en massage (1 goutte d'HE de giroflier dans 1 cuillère à soupe d'huile végétale) dans le bas du dos, elle aide l'utérus dans son travail d'expulsion.

Huile essentielle d'hélichryse italienne

Helichrysum italicum

Ses atouts

- Elle est surnommée l'huile du boxeur, car elle apaise tout type de coups. C'est l'huile essentielle à privilégier en cas de bleus ou d'hématomes.

- Grâce à ses vertus décongestionnantes, elle est également tout indiquée pour stimuler la circulation sanguine, en cas de varices, de phlébite ou de syndrome de Raynaud (les doigts « gèlent », ils deviennent tous blancs, le sang ne circule plus).

- Elle est efficace contre la couperose.

- Elle aide à déstocker les graisses et à lutter contre les vergetures.

Applications pratiques

Beauté

En cas de couperose : ajoutez 10 gouttes d'HE d'hélichryse italienne dans 100 ml de crème de jour. Appliquez chaque matin sur une peau propre et sèche.

Santé

Vous souffrez du syndrome de Raynaud ? Versez 2 gouttes d'HE d'hélichryse italienne sur l'extrémité de vos doigts de main et/ou de pieds et massez-les tout doucement. À faire matin et soir, pendant les périodes « critiques » (en hiver). En cas de bleu ou de coup : déposez 1 ou 2 gouttes d'HE d'hélichryste pure sur le bleu et massez doucement. Encore mieux, appliquez quelques gouttes du mélange suivant : 10 gouttes d'hélichryse italienne dans 2 cuillères à soupe d'huile végétale d'arnica. Pour soulager une phlébite : mélangez 2 gouttes d'HE d'hélichryse italienne dans 1 cuillère à soupe d'huile végétale et massez vos jambes en remontant des chevilles aux genoux.

Remarque

L'hélichryse italienne est plus connue sous le nom d'immortelle. Une fois séchées, ses fleurs ont la réputation de se conserver très longtemps.

Huile essentielle d'hysope officinale couchée (ou décombante)

Hyssopus officinalis decumbens

Ses atouts

•Expectorante, elle aide à fluidifier les sécrétions et à dégager les voies respiratoires en cas d'asthme, de bronchite asthmatiforme, de bronchite chronique, de bronchiolite chez le tout-petit ou de sinusite.

•Elle est également très efficace contre les virus.

•Puissant stimulant du système nerveux sympathique, elle calme les angoisses, les sentiments d'oppression et les dépressions nerveuses.

Applications pratiques

Beauté

Pour assainir la peau : ajouter 2 à 3 gouttes d'HE d'hysope officinale couchée dans un bol d'eau chaude. Placez votre visage au-dessus, un linge posé sur votre tête et restez-y deux à trois minutes.

Santé

Pour dégager les bronches : diluez 2 gouttes d'HE d'hysope officinale couchée dans 1 cuillère à soupe d'huile végétale. Appliquez en légers massages sur le plexus solaire. En cas de dépression ou d'angoisses : appliquez ce même mélange en massant le long de la colonne vertébrale. Vous pouvez aussi prendre un bain tiède où vous aurez ajouté ce mélange : 10 gouttes d'HE d'hysope officinale diluées dans 1 cuillère à soupe d'huile végétale (amande douce).

Remarque

Ne confondez surtout pas l'hysope officinale couchée avec une autre variété d'hysope : Hyssopus officinalis ssp officinalis. Cette dernière est toxique pour le système nerveux et provoque l'avortement.

Huile essentielle d'inule odorante

Inula graveolens

Ses atouts

•C'est un puissant mycolitique, c'est-à-dire qu'elle aide à évacuer le mucus (en cas de nez bouché, de toux grasse…).

•Elle soulage aussi toutes les affections de la sphère ORL : laryngite, amygdalite…

•Elle a des vertus antibactériennes et antiseptiques.

•Elle est également indiquée en cas de fatigue cardiaque.

Applications pratiques

Santé

En cas de quintes de toux : mélangez 1 goutte d'HE d'inule odorante + 2 gouttes d'HE de cyprès dans 1 cuillère à soupe d'huile végétale. Appliquez en légers massages sur le plexus solaire. En cas de bronchite chronique ou si vous avez un chat dans la gorge : ouvrez le flacon d'HE d'inule odorante et respirez profondément pendant quelques minutes. Vous souffrez de fatigue cardiaque ? Diluez 2 gouttes d'HE d'inule odorante dans 1 cuillère à café d'huile végétale et massez le plexus solaire. Dans ce cas, n'hésitez à pas demander conseil à votre médecin ou à un spécialiste en aromathérapie.

Remarque

Ne confondez pas l'huile essentielle d'inule odorante avec celle d'aunée, qui provient d'une autre variété d'inule, Inula helenium, qui peut se révéler neurotoxique. Par ailleurs, l'utilisation de l'HE d'inule odorante peut, en début de traitement, provoquer un « choc à l'inule », qui se traduit par une augmentation des symptômes (écoulement nasal accru). C'est temporaire et tout à fait normal ! Dans tous les cas, respectez bien les dosages et, au moindre doute, demandez conseil à un spécialiste.

Huile essentielle de jasmin

Jasminum grandiflorum

Ses atouts

•C'est une huile essentielle tranquillisante : elle apaise le corps et l'esprit, chasse les états de dépression, calme les insomnies, prépare au sommeil… À conseiller dans des cas de tensions extrêmes, de choc émotionnel…

•Sur la peau, elle fait des miracles : elle atténue les rides et les ridules, calme l'acné, accélère la cicatrisation…

Applications pratiques

Beauté

Envie d'un vrai moment de détente ? Diluez 1 goutte d'HE de jasmin dans 1 cuillère à soupe d'huile végétale, et versez ce mélange dans l'eau du bain. Restez-y une dizaine de minutes en profitant de son parfum… L'astuce : portez-la comme un parfum ! Une seule goutte, déposée derrière le lobe de l'oreille, suffit.

Santé

En cas de stress intense, de choc : ouvrez le flacon d'HE de jasmin et respirez profondément. Fatigué ? Diluez 2 gouttes d'HE de jasmin dans 1 cuillère à soupe d'huile végétale. Massez-vous la plante des pieds (attention à ne pas glisser en vous relevant !) ou le plexus solaire.

Maison

Pour créer une ambiance sensuelle : versez dans votre diffuseur 4 gouttes d'HE de jasmin + 4 gouttes d'HE de bois de rose + 4 gouttes d'HE de bergamote. Laissez-le fonctionner 4 à 5 minutes.

Précaution particulière

Cette HE est déconseillée pendant toute la grossesse.

Remarque : l'huile essentielle de jasmin doit en fait être appelée « absolue » car elle est obtenue par extraction alcoolique. Il faut environ 1 000 kg de fleurs pour avoir 1 kg d'absolue. C'est ce qui explique son prix élevé : comptez environ 60 € les 5 ml !

Huile essentielle de laurier noble

Laurus nobilis

Ses atouts

•C'est un très puissant antimicrobien, actif contre les virus, les bactéries, les champignons… À ce titre, elle est encore plus efficace sur les virus que l'huile essentielle de tea tree (arbre à thé).

•Elle donne du tonus : essentiel pour lutter contre le stress, faciliter la concentration…

•Antispasmodique, elle est tout indiquée pour apaiser les douleurs articulaires ou musculaires, les rhumatismes, les névralgies…

Applications pratiques

Beauté

Pour faire le plein d'énergie le matin : diluez 5 à 6 gouttes d'HE de laurier noble dans 1 cuillère à soupe d'huile végétale, versez dans l'eau du bain (pas trop chaude pour ne pas vous endormir !).

Santé

En cas de grippe : associez-la aux HE d'eucalyptus radiata et de ravintsara. Comptez 10 gouttes de chaque à diluer dans 100 ml d'huile végétale. À appliquer en massage sur le thorax. En cas de bronchite ou de sinusite : diluez 2 à 3 gouttes d'HE de laurier noble dans un bol d'eau chaude et inhalez ce mélange pendant 1 ou 2 minutes. Contre les rhumatismes : mélangez 10 gouttes d'HE de laurier noble dans 100 ml d'huile végétale d'arnica. Massez doucement.

Précaution particulière

L'HE de laurier noble est très efficace : elle s'utilise à toutes petites doses et sur de courtes durées. Attention, elle peut se révéler irritante sur certaines peaux sensibles. Faites un test en déposant une goutte au creux du coude, afin de vérifier sa tolérance.

Huile essentielle de lavande aspic

Lavandula spica/Lavandula latifolia cineolifera

Ses atouts

•Antitoxique et cicatrisante, c'est l'huile essentielle des petites urgences : elle apaise les brûlures, les coups de soleil ainsi que les piqûres d'insectes et les morsures d'animaux.

•Elle est également efficace en cas de sinusite, de bronchite, de rhume, de quintes de toux...

•Grâce à ses vertus cicatrisantes, elle est indiquée en cas d'acné ou de crevasses.

•Elle soulage les douleurs articulaires, musculaires mais aussi les migraines, les zonas ou les rages de dents.

•En diffusion, elle a des vertus calmantes.

Applications pratiques

Beauté

Contre l'acné : diluez 5 gouttes d'HE de lavande aspic + 5 gouttes d'HE de tea tree + 3 gouttes d'HE de laurier noble dans 2 cuillères à café d'huile de jojoba. Appliquez sur les boutons en évitant le contour des yeux.

Santé

SOS brûlure ou piqûre : appliquez 2 ou 3 gouttes d'HE de lavande aspic sur la zone concernée. Si la brûlure est très étendue, consultez un médecin. Vous souffrez d'un zona ? Mélangez 10 gouttes d'HE de lavande aspic dans 3 cuillères à soupe d'huile végétale. Appliquez un peu de cette préparation sur la zone douloureuse. Coup de soleil ? Appliquez 2 à 3 gouttes d'HE de lavande aspic directement sur la peau. À renouveler plusieurs fois dans la journée. En cas de nervosité : versez quelques gouttes d'HE de lavande aspic dans votre diffuseur électrique, et mettez-le en marche pendant 2 à 3 minutes.

Contre la migraine : diluez 4 gouttes d'HE de lavande aspic + 4 gouttes d'HE de menthe poivrée dans 10 gouttes d'huile végétale. Appliquez un peu de ce mélange sur les tempes et renouvelez autant que nécessaire.

Remarque

Il existe plus d'une dizaine de variétés différentes d'huiles essentielles de lavande. Si la lavande aspic est la plus efficace contre toutes les piqûres et brûlures, la plus courante – et la plus polyvalente – reste la lavande vraie ou lavande officinale.

Huile essentielle de lavande vraie (ou lavande officinale)

Lavandula vera/Lavandula officinalis

Ses atouts

•Elle traite aussi bien les problèmes de peau, de circulation ou de digestion que l'hypertension. Elle a des vertus relaxantes.

•Antidouleur, elle est efficace contre les contractures mais aussi contre les migraines.

•Antiseptique et antibactérienne, elle désinfecte parfaitement et favorise la cicatrisation.

•Dans la maison, elle repousse les insectes et les mites.

Applications pratiques

Beauté

Pour vous relaxer : diluez 10 à 12 gouttes d'HE de lavande vraie dans 1 cuillère à soupe d'huile végétale. Versez dans le bain tiède et restez-y une dizaine de minutes.

Santé

En cas de rhume, de bronchite, de mal de gorge, etc. : versez 5 à 6 gouttes d'HE de lavande vraie dans un bol d'eau chaude. Mettez votre visage par-dessus, posez un linge sur votre tête et respirez profondément pendant 2 minutes.
Contre les crampes, les contractures... : diluez 5 gouttes d'HE de lavande vraie dans 1 cuillère à soupe d'huile végétale et massez les zones douloureuses.
En cas d'hypertension : diluez 2 gouttes d'HE de lavande vraie dans 1 cuillère à café de miel. À prendre 3 fois par jour.
Problème pour s'endormir ? Diffusez quelques gouttes d'HE de lavande vraie dans la chambre, avant le coucher.
En cas d'ampoule : appliquez 1 goutte d'HE de lavande vraie, 3 fois par jour.

Maison

Pour éviter les mites : versez quelques gouttes d'HE de lavande vraie sur un galet, un morceau de tissu ou de bois et posez-le dans votre armoire à linge. Pour parfumer le linge : ajoutez-en quelques gouttes dans votre machine à laver ou dans l'eau de votre fer à repasser.

Remarque

C'est l'huile essentielle la plus polyvalente !

Huile essentielle de lavandin

Lavandula burnatii

Ses atouts

•C'est l'huile essentielle à privilégier en cas de crampes ou de contractures.

•Elle est également efficace en cas de mal de tête ou de migraine.

•Elle peut être à la fois sédative (à faible dose) ou tonifiante (à haute dose)

Applications pratiques

Beauté

Pour se détendre après un effort musculaire : diluez 10 gouttes d'HE de lavandin dans 1 cuillère à soupe d'huile végétale. Versez dans l'eau du bain et plongez-y pendant une dizaine de minutes. Cela apaise les muscles, mais aussi l'esprit !

Santé

En cas de crampe : appliquez 2 à 3 gouttes d'HE de lavandin

super et massez doucement. Pour apaiser la migraine : 1 goutte d'HE de lavandin super sur la tempe. À renouveler plusieurs fois par jour. Coup de mou ? Ouvrez le flacon d'HE de lavandin super et prenez une dizaine de respirations lentes et profondes.
Pour protéger vos enfants contre les poux : chaque matin, déposez 1 goutte d'HE de lavandin super à la base des cheveux.

Maison

Pour parfumer la maison : dans votre diffuseur, mélangez 10 gouttes d'HE de lavandin super + 5 gouttes d'HE d'orange douce. Idéal le soir pour se déstresser et se préparer au sommeil…

Remarque

Le lavandin super résulte du croisement de la lavande vraie et de la lavande aspic. Son huile essentielle est la moins chère des trois. Voilà pourquoi c'est elle qui parfume de nombreux produits cosmétiques et d'entretien du commerce.

Huile essentielle de lédon du Groenland

Ledum groenlandicum

Ses atouts

•Elle favorise le drainage et la régénérescence du foie. Efficace en cas d'intoxication hépatique ou de séquelle d'hépatite virale par exemple.

•C'est une huile essentielle excellente pour rééquilibrer le système nerveux. Elle est par exemple indiquée en cas de stress intense. Elle calme la mauvaise humeur, la nervosité, l'irritabilité, la dépression et permet de retrouver le sommeil.

Applications pratiques

Santé

Problème de foie ? Déposez 2 gouttes d'HE de lédon du Groenland sur un petit sucre (ou diluez-la dans 1 cuillerée de miel) et avalez. À renouveler deux fois par jour. Vous souffrez d'insomnie ? Déposez 1 à 2 gouttes d'HE de lédon du Groenland sur l'oreiller. En cas de nervosité, d'irritabilité ou de stress : mélangez 3 gouttes d'HE de lédon du Groenland dans ½ cuillère à café d'huile végétale et massez le plexus solaire. Vous pouvez également la respirer au flacon en prenant 3 à 4 grandes inspirations.

Précaution particulière

L'huile essentielle de lédon du Groenland est interdite pendant toute la durée de la grossesse et de l'allaitement, ainsi qu'aux enfants jusqu'à 6 ans. Elle est également déconseillée aux personnes qui prennent des médicaments pour fluidifier le sang. Attention : cette huile essentielle est assez chère, comptez environ 15 € pour 1 ml !

Huile essentielle de mandarine

Citrus reticulata var. mandarin/Citrus nobilis var. deliciosa

Ses atouts

•Elle rééquilibre le système nerveux : elle calme les angoisses, lutte contre l'agitation et a des vertus sédatives.

•C'est également un bon tonique digestif et un remède en cas de nausées.

•Comme toutes les huiles essentielles d'agrumes, elle a des vertus anticellulite.

Applications pratiques

Beauté

Pour lutter contre la cellulite : mélangez 3 à 4 gouttes d'HE de mandarine dans 1 cuillère à soupe d'huile végétale de macadamia. Matin et soir, massez les zones concernées (ventre, fesses, hanches). Vous pouvez aussi l'associer à de l'HE de pamplemousse (2 gouttes de chaque).

Santé

En cas d'agitation, de difficulté à s'endormir : diluez 2 gouttes d'HE de mandarine dans 1 cuillère à café d'huile végétale. Massez le dos, le plexus solaire et la plante des pieds. Pour lutter contre la nausée : diluez 2 gouttes d'HE de mandarine dans 1 cuillère à café de miel, et avalez. À prendre 3 fois par jour.
Contre le mal des transports : ouvrez le flacon d'HE de mandarine et respirez profondément dès que le besoin s'en fait sentir.

Maison

Pour parfumer la maison (et apaiser les tensions) : versez quelques gouttes d'HE de mandarine dans votre diffuseur électrique et mettez-le en marche quelques minutes.

Précaution particulière

Comme toutes les huiles essentielles d'agrumes, l'HE de mandarine est photosensibilisante. Ne l'appliquez pas sur la peau avant d'aller au soleil !

Huile essentielle de marjolaine

Origanum marjorana

Ses atouts

•Calmante, elle est irremplaçable pour apaiser tous les troubles d'origine nerveuse : hypertension, anxiété, stress, névralgies, difficultés respiratoires, sautes d'humeur... Elle est aussi indiquée en cas de libido trop active !

•Elle favorise l'endormissement et améliore la qualité du sommeil.

•Elle est aussi efficace contre les champignons et les bactéries.

Applications pratiques

Santé

En cas de rhume : versez 8 à 10 gouttes d'HE de marjolaine dans un bol d'eau chaude et faites des inhalations pendant quelques minutes. Insomnies régulières ? Avalez 2 gouttes d'HE de marjolaine diluées dans 1 cuillère à café de miel, avant de vous coucher. Vous souffrez de spasmophilie ou de crises d'angoisse ? Déposez 2 gouttes d'HE de marjolaine sur la plante des pieds et massez. En cas de contracture liée au stress : diluez 2 gouttes d'HE de marjolaine dans 1 cuillère à soupe d'huile végétale et massez la zone concernée. Cela fonctionne aussi si vous avez mal à l'estomac : massez en formant de larges cercles.

Maison

Pour renforcer l'efficacité antibactérienne de votre liquide vaisselle : ajoutez quelques gouttes d'HE de marjolaine dans votre flacon. Comptez 10 à 15 gouttes d'HE pour 500 ml de produit.

Remarque

Ne la confondez pas avec l'huile essentielle de marjolaine sylvestre (Thymus mastichina) ou l'huile essentielle d'origan, dont le nom latin lui ressemble beaucoup : Origanum vulgare.

Huile essentielle de mélisse

Melissa officinalis

Ses atouts

•C'est un excellent remède contre les insomnies : c'est sa principale indication.

•Elle est également très efficace en cas de stress ou de troubles de l'humeur.

•Elle apaise les crampes digestives.

•En cosmétique, elle a des propriétés anti-âge.

Applications pratiques

Beauté

Pour lutter contre les signes du temps : ajoutez 1 goutte d'HE de mélisse dans votre dose de crème de jour et massez en évitant le contour des yeux.

Santé

En cas d'insomnie : avalez 1 goutte d'HE de mélisse diluée dans

1 cuillère à café de miel. Vous pouvez également composer votre mélange « anti-insomnies » dans un petit flacon : 10 gouttes d'HE de mélisse + 10 gouttes d'HE de verveine citronnée + 10 gouttes d'HE d'orange douce + 10 gouttes d'HE de camomille noble. Absorbez 1 goutte de ce mélange dans 1 cuillère à café de miel chaque soir avant d'aller vous coucher. Vous êtes stressé ? Diluez 10 gouttes d'HE de mélisse dans 1 cuillère à soupe d'huile végétale. Versez dans l'eau
du bain, restez-y une dizaine de minutes.

En cas de crampe digestive : déposez 1 goutte d'HE de mélisse sur un sucre et avalez. De préférence le soir, car vous risquez de vous endormir comme un bébé…

Remarque

Le mot mélisse vient d'un mot grec signifiant « abeille » car son parfum doux et citronné a la particularité d'attirer et de retenir cet insecte !

Huile essentielle de menthe bergamote

Mentha citrata

Ses atouts

•Cette huile essentielle a la particularité de mimer les œstrogènes (on dit qu'elle est œstrogènes-like), ce qui lui confère des propriétés antispasmodiques, antidouleur, anti-inflammatoires...

•Elle stimule le foie et le pancréas et est efficace en cas de petits problèmes de digestion (nausées, aérophagie...).

•Elle peut être utile en cas d'impuissance ou de baisse de libido chez l'homme.

•Stimulante, elle est indiquée en cas de fatigue nerveuse, d'asthénie, de dépression.

Applications pratiques

Santé

En cas de baisse de libido (chez l'homme) : appliquez 1 goutte d'HE de menthe bergamote sur le plexus sacré. À renouveler pendant 10 jours. Problème de digestion ? Prenez 1 goutte d'HE de menthe bergamote sur un comprimé neutre, après le repas. En cas de fatigue nerveuse : diluez 2 gouttes d'HE de menthe bergamote + 4 gouttes d'HE de marjolaine dans 1 cuillère à soupe d'huile végétale (amande douce) ou de base pour le bain. Versez dans le bain et restez-y une dizaine de minutes.

Précaution particulière

Cette huile essentielle ne doit pas être employée chez la femme enceinte et allaitante. Ne la confondez surtout pas avec sa concurrente, dont les applications sont beaucoup plus nombreuses : l'huile essentielle de menthe poivrée (Mentha piperita). Ni d'ailleurs avec l'huile essentielle de bergamote (Citrus aurantium ssp bergamia) qui, elle, est extraite d'un agrume.

Huile essentielle de menthe poivrée

Mentha piperita

Ses atouts

•C'est un excellent anti-douleur : elle est efficace très rapidement en cas de mal de tête ou de migraine grâce à son effet réfrigérant. Elle est également utile en cas de coup, de bleu…

•Elle facilite la digestion, aide à lutter contre les nausées, apaise les douleurs d'estomac.

•Elle a des vertus antiseptiques : elle tue les bactéries, les virus, les champignons…

•Rafraîchissante et tonifiante, elle peut même se révéler aphrodisiaque.

Applications pratiques

Beauté

Pour se rafraîchir : diluez 1 goutte d'HE de menthe poivrée dans 1 cuillère à soupe d'huile végétale, appliquez sur les bras et les jambes pour un coup de frais immédiat. En cas de mauvaise haleine : faites un bain de bouche avec 1 goutte d'HE de menthe poivrée diluée dans 1 petit verre d'eau. Ne pas avaler.

Santé

Contre les chocs, les coups, les bleus : déposez 1 goutte d'HE de menthe poivrée sur la zone concernée. En cas de céphalée : posez 1 goutte d'HE sur la tempe (le plus loin possible des yeux). En cas de somnolence au volant : avalez 1 goutte d'HE de menthe poivrée sur 1 petit morceau de sucre. Idéal aussi si vous souffrez du mal des transports. Vous souffrez de nausées ? Absorbez 1 cuillère à café de miel dans laquelle vous aurez dilué 2 gouttes d'HE de menthe poivrée.

Précaution particulière

Comme les autres huiles essentielles de menthe, elle est interdite chez la femme enceinte pendant toute la durée de la grossesse, ainsi que durant l'allaitement. Elle ne doit pas non plus être utilisée chez les enfants de moins de 6 ans. Elle peut s'avérer dermocaustique : si vous avez la peau sensible, ne l'utilisez pas pure. Dans les autres cas, n'en mettez pas plus d'une goutte en application directe.

Huile essentielle de muscade

Myristica fragrans

Ses atouts

•Elle facilite la digestion et le transit. À recommander par exemple en cas de ballonnements, d'aérophagie, de flatulences ou de diarrhée.

•Elle est indiquée en cas de nausées dues au mal des transports.

•Chauffante, elle soulage les douleurs musculaires, les courbatures, les rhumatismes... C'est également un bon remède pour lutter contre la fatigue physique et mentale.

Applications pratiques

Santé

En cas de problème digestif : diluez 2 gouttes d'HE de muscade dans 1 cuillère à café d'huile végétale et massez-vous l'abdomen. En cas de mal des transports ou de coup de fatigue : respirez l'HE de muscade directement au flacon pendant quelques secondes. Vous souffrez de crampes ou de courbatures ? Mélangez 3 gouttes d'HE de muscade dans 1 cuillère à café d'huile végétale et massez la zone douloureuse. En cas de fatigue : diluez 3 gouttes d'HE de muscade + 3 gouttes d'HE de romarin dans 1 cuillère à soupe d'huile végétale. Versez dans l'eau du bain et restez-y une dizaine de minutes.

Précaution particulière

Cette huile essentielle est déconseillée aux femmes enceintes, allaitantes et aux enfants de moins de 6 ans. De plus, elle ne s'emploie pas par voie interne sans l'avis d'un spécialiste.

Huile essentielle de myrte

Myrtus communis cineoliferum

Ses atouts

- Expectorante, elle est recommandée en cas de toux spasmodique, de bronchite, de rhume…

- C'est également un excellent désinfectant de l'air ambiant : elle tue tous les microbes !

- Sur la peau, elle a des vertus tonifiantes et anti-vergetures.

- Elle est légèrement sédative.

Applications pratiques

Beauté

Pour atténuer les rides : ajoutez 1 goutte d'HE de myrte dans une noisette de crème de jour et appliquez sur la peau en évitant le contour des yeux.

Santé

En cas de toux liée au tabac : respirez l'HE de myrte directement au flacon, pendant quelques minutes. Elle peut même inciter certains fumeurs à renoncer à leur cigarette ! Toux grasse ?

Avalez 2 gouttes d'HE de myrte diluée dans 1 petite cuillère à café de miel. À renouveler 3 fois par jour. Pour favoriser le sommeil : diluez 10 gouttes d'HE de myrte dans 1 cuillère à soupe d'huile végétale. Versez dans l'eau du bain et restez-y une dizaine de minutes.

Maison

Pour assainir l'air ambiant (quand l'un des membres de la famille est malade par exemple) : versez dans votre diffuseur 5 gouttes d'HE de myrte + 5 gouttes d'HE de pamplemousse + 5 gouttes d'HE d'eucalyptus radié. Mettez-le en marche pendant 3 à 4 minutes, à renouveler 2 ou 3 fois par jour.

Remarque

Ne confondez pas cette huile essentielle avec celle de myrte rouge (Myrtus communis myrtenylacetatiferum), moins efficace sur le plan respiratoire.

Huile essentielle de néroli (ou fleurs d'oranger)

Citrus aurantium ssp aurantium (fleurs)

Ses atouts

•C'est l'huile essentielle la plus indiquée pour les troubles nerveux : dépression, nervosité, crise de nerfs… mais aussi anxiété, surmenage, palpitations. Ou même l'agitation ou l'hyperactivité chez les enfants.

•Elle est également indiquée en cas d'insomnie ou de troubles du sommeil.

•En cosmétique, elle est recommandée aux peaux sensibles, matures ou sujettes à la couperose.

Applications pratiques

Beauté

Pour atténuer les rides ou la couperose : ajoutez 1 goutte d'HE de néroli dans une noisette de crème de jour. Massez en évitant le contour des yeux.

Santé

En cas d'anxiété, de crise de nerfs : ouvrez le flacon d'HE de néroli et prenez plusieurs inspirations profondes. À renouveler si nécessaire plusieurs fois dans la journée. En cas de dépression nerveuse, de surmenage ou d'insomnie : diluez 2 à 3 gouttes d'HE de néroli dans 1 cuillère à soupe d'huile végétale ou de base pour le bain. Versez dans le bain et restez-y une dizaine de minutes. Vous pouvez également l'utiliser en massage : comptez 5 gouttes d'HE de néroli + 10 gouttes d'HE d'orange douce, à diluer dans 100 ml d'huile d'amande douce. Massez le plexus solaire.

Maison

Pour parfumer la maison : ajoutez 5 à 6 gouttes d'HE de néroli dans votre diffuseur électrique et laissez-le fonctionner quelques minutes. À associer par exemple avec de l'HE de géranium ou de lavande officinale.

Remarque

Attention, cette huile essentielle est assez chère : à partir de 50 € les 5 ml. Même si c'est un vrai bonheur en diffusion dans une pièce, utilisez-la avec parcimonie !

Huile essentielle de niaouli

Melaleuca quinquenervia

Ses atouts

•Antivirale et anti-infectieuse, elle est indiquée pour toutes les maladies hivernales : grippe, bronchite, rhume... mais aussi sinusite. Elle dégage les bronches et le nez.

•Grâce à ses propriétés antivirales, elle est efficace en cas d'herpès labial.

•Décongestionnante, elle soulage les jambes lourdes et les varices.

•Elle tonifie la peau et aide à lutter contre les vergetures.

•Elle favorise la concentration.

Applications pratiques

Beauté

Teint terne ou fatigué ? Ajoutez 1 goutte d'HE de niaouli dans une noisette de votre crème de jour et appliquez sur la peau en évitant le contour des yeux.

Santé

En cas de bronchite ou de voies respiratoires encombrées : diluez 1 goutte d'HE de niaouli dans 1 cuillère à café d'huile végétale et massez le plexus solaire. Vous pouvez également faire une inhalation avec 4 à 5 gouttes d'HE de niaouli diluées dans un bol d'eau chaude. En prévention (des maladies respiratoires) : utilisez l'HE de niaouli en diffusion. Versez quelques gouttes dans un diffuseur électrique et laissez-le fonctionner une dizaine de minutes. En cas d'herpès labial ou de bouton de fièvre : appliquez 1 goutte d'HE de niaouli pure sur l'herpès. À renouveler entre 3 et 5 fois par jour. Jambes lourdes ? Diluez 15 gouttes d'HE de niaouli + 15 gouttes de lentisque pistachier dans 100 ml d'huile végétale. Massez vos jambes en remontant des chevilles vers les genoux.

Précaution particulière

Elle peut être irritante si elle est appliquée pure sur la peau. Faites le test en déposant 1 goutte d'HE de niaouli au creux du coude.

Huile essentielle d'orange douce

Citrus sinensis

Ses atouts

- Calmante, elle apaise les angoisses, l'anxiété... et favorise le sommeil.

- On peut aussi l'utiliser en cas de surmenage ou pour favoriser la concentration.

- Elle est également utile en cas de troubles digestifs.

- C'est un bon désinfectant de l'air ambiant.

Applications pratiques

Beauté

Pour se détendre, le soir : diluez 10 gouttes d'HE d'orange douce dans 1 cuillère à soupe d'huile végétale. Ajoutez dans l'eau du bain et restez-y une dizaine de minutes. Vous pouvez aussi l'associer à de l'HE de lavande officinale et de l'HE de marjolaine. Dans ce cas, comptez 3 gouttes de chaque.

Santé

En cas de problème de digestion : déposez 1 goutte d'HE d'orange douce sur un petit morceau de sucre, et avalez. À prendre en fin de repas. En cas de surmenage ou de manque de concentration : respirez-la directement au flacon pendant quelques secondes.

Maison

Pour désinfecter l'air ambiant (et parfumer la pièce !) : versez quelques gouttes d'HE d'orange douce dans votre diffuseur, et mettez-le en marche pendant 4 à 5 minutes. À renouveler plusieurs fois par jour. Vous pouvez aussi l'associer à de l'HE de pamplemousse.

Précaution particulière

Comme toutes les huiles essentielles d'agrumes, celle d'orange douce est photosensibilisante : ne vous exposez pas au soleil juste après application sur la peau (même diluée). Attendez au moins 2 heures. Cette huile essentielle peut également se révéler irritante pour certaines peaux sensibles : faites un test en déposant une goutte au creux du coude.

Huile essentielle d'oranger amer (ou petit grain bigarade)

Citrus aurantium ssp aurantium (feuilles)

Ses atouts

•Elle est idéale en cas de déséquilibre psychique ou affectif : surmenage, soucis, déprime, tristesse, lassitude... Elle calme aussi tous les troubles liés au stress : insomnies, palpitations, brûlures d'estomac, mal au ventre...

•En cosmétique, elle tonifie, raffermit et lutte contre la cellulite.

Applications pratiques

Beauté

Teint fatigué ? Ajoutez 1 goutte d'HE d'oranger amer dans une noisette de votre crème de jour. Appliquez sur une peau propre et sèche en évitant le contour des yeux. Attention, cette huile peut être photosensibilisante : évitez de vous exposer au soleil dans les deux heures qui suivent. Pour les peaux matures : diluez 15 gouttes d'HE d'oranger amer + 15 gouttes d'HE de bois de rose dans 100 ml d'huile d'argan. Appliquez quelques gouttes de ce mélange sur une peau propre et sèche, le soir.

Santé

Surmenage, stress, angoisses (et tous les troubles liés) ? Diluez 4 à 5 gouttes d'HE d'oranger amer dans 1 cuillère à soupe d'huile végétale. Massez le plexus solaire et le dos. En cas d'insomnie ou de réveil nocturne : respirez-la directement au flacon pendant quelques minutes. Idéal aussi en cas de trac, juste avant un examen ou une audition par exemple !

Remarque

Cette huile essentielle est tirée des feuilles de l'oranger amer, aussi appelé bigaradier de Séville. Voilà pourquoi on l'appelle aussi huile essentielle de petit grain bigarade ou huile essentielle de bigaradier.

Huile essentielle d'origan compact

Origanum compactum

Ses atouts

•C'est la plus antiseptique de toutes les huiles essentielles connues ! Anti-infectieuse, antibactérienne, antivirale, antifongique (contre les champignons), elle s'avère efficace pour traiter de nombreux troubles d'ordre respiratoire, ORL, intestinal, uri

•Elle renforce les défenses immunitaires.

•Elle facilite la digestion.

•Tonifiante, elle est excellente pour la forme physique, mentale et même sexuelle.

Applications pratiques

Santé

En cas de rhume, de grippe, etc. : versez 5 à 6 gouttes d'HE d'origan compact dans un bol d'eau chaude. Placez votre visage au-dessus, avec une serviette posée sur votre tête et respirez profondément pendant 2 minutes. En cas d'otite : prenez

1 goutte d'HE d'origan diluée dans 1 cuillère à café de miel. À renouveler 3 fois par jour. En cas de mycose cutanée : ajoutez 30 gouttes d'HE d'origan compact dans 100 ml d'huile végétale. Appliquez quelques gouttes de ce mélange sur la zone concernée. Pour stimuler l'appétit : respirez-la directement au flacon, pendant quelques secondes.

Maison

Dans vos produits d'entretien : ajoutez quelques gouttes d'HE d'origan pour renforcer leur efficacité antiseptique.

Remarque

Attention, cette huile essentielle doit être maniée avec les plus grandes précautions. Ainsi, elle est déconseillée aux enfants et aux adolescents de moins de 15 ans. Elle ne doit pas être utilisée par la femme enceinte et allaitante. Elle ne doit pas être appliquée pure sur la peau car elle est dermocaustique.

Huile essentielle de pamplemousse

Citrus paradisii

Ses atouts

•Équilibrante, elle calme les angoisses et redonne du dynamisme.

•Elle raffermit la peau : c'est une précieuse alliée pour lutter contre le relâchement des tissus ou la cellulite ! Elle a des vertus astringentes, idéales pour les peaux grasses et à problèmes.

•Elle aide à la digestion.

•Elle a des vertus désinfectantes et bactéricides, utiles pour désinfecter toute la maison et l'air ambiant.

Applications pratiques

Beauté

Pour les peaux grasses : versez 3 à 4 gouttes d'HE de pamplemousse dans un bol d'eau chaude, et mettez votre visage au-dessus, avec une serviette sur la tête. Fermez les yeux et restez environ 2-3 minutes. Épongez l'excédent avec un coton. Contre la peau d'orange : diluez 5 gouttes d'HE de pamplemousse dans 2 cuillères à soupe d'huile de jojoba et massez-vous le ventre, les hanches et les fesses.

Santé

Problème de digestion ? Après le repas, déposez une goutte d'HE de pamplemousse sur un morceau de sucre et laissez-le fondre en bouche. En cas de rhume : versez 2 gouttes d'HE de pamplemousse dans 1 cuillère à soupe d'huile végétale (amande douce par exemple) ou de base pour le bain. Versez dans le bain tiède et restez-y une dizaine de minutes.

Maison

Pour parfumer : mettez quelques gouttes dans un diffuseur électrique et faites-le fonctionner 5 à 6 minutes. Dans votre produit vaisselle : ajoutez quelques gouttes d'HE de pamplemousse. Cela désinfecte et sent bon.

Remarque

Comme toutes les huiles essentielles d'agrumes, l'huile essentielle de pamplemousse est photosensibilisante. Si vous vous exposez au soleil juste après en avoir appliqué sur la peau, vous risquez de voir apparaître de vilaines taches brunes. Attendez au moins 2 heures !

Huile essentielle de pin sylvestre

Pinus sylvestris

Ses atouts

• Antiseptique respiratoire, elle est indiquée en cas de toux, de bronchite, de rhinite allergique…

• Elle calme les douleurs musculaires et articulaires.

• Tonifiante, elle vivifie le corps et l'esprit. À recommander en cas de baisse d'énergie, de fatigue intellectuelle, de stress, de lassitude…

Applications pratiques

Santé

Contre la toux, la bronchite, etc. : faites une inhalation avec 2 ou 3 gouttes d'HE de pin sylvestre dans un grand bol d'eau chaude. Respirez profondément pendant 1 ou 2 minutes. Pour prévenir les maladies de l'hiver : le soir, prenez un bain dans lequel vous aurez versé 5 gouttes d'HE de pin sylvestre diluées dans 1 cuillère à soupe d'huile végétale. Restez-y une dizaine de minutes en respirant les effluves. En cas de courbatures, de rhumatismes, etc. : diluez 3 gouttes d'HE de pin sylvestre dans 1 cuillère à soupe d'huile végétale et massez la zone douloureuse. Manque de concentration, baisse d'énergie ? Respirez cette huile essentielle directement au flacon. À renouveler tout au long de la journée.

Maison

Pour désinfecter l'air ambiant (si un membre de la famille est enrhumé par exemple) : versez quelques gouttes d'HE de pin sylvestre dans votre diffuseur et mettez-le en marche 4 à 5 minutes. Vous pouvez l'associer avec de l'HE de pamplemousse et de l'HE de myrte.

Précaution particulière

Cette huile essentielle peut se révéler dermocaustique. Faites un test en déposant une goutte au creux du coude.

Huile essentielle de romarin à cinéole

Rosmarinus officinalis cineoliferum

Ses atouts

- Elle est indiquée dans les cas de maladies respiratoires : bronchites, toux, rhume…

- Elle peut à la fois être décontractante (à faible dose) ou tonifiante (à haute dose).

- En diffusion, elle assainit l'air ambiant et tue les microbes.

- Elle tonifie le cuir chevelu et permet de lutter contre les pellicules.

Applications pratiques

Beauté

En cas de pellicules ou pour tonifier la chevelure : mélangez 10 gouttes d'HE de romarin à cinéole dans 50 ml d'huile d'olive. À appliquer sur le cuir chevelu en légers massages 1 heure avant le shampoing.

Santé

Contre la toux, la bronchite : faites une inhalation avec 2 ou 3 gouttes d'HE de pin sylvestre dans un grand bol d'eau chaude. Respirez profondément pendant 1 ou 2 minutes. Crampe musculaire ? Diluez 2 gouttes d'HE de romarin à cinéole dans 1 cuillère à café d'huile végétale et massez la zone douloureuse. En cas de fatigue : diluez 4 à 5 gouttes d'HE de romarin à cinéole dans 1 cuillère à soupe d'huile végétale. Versez dans le bain et restez-y une dizaine de minutes. Ne forcez pas les doses, car cette huile essentielle peut se révéler très tonifiante !

Maison

Pour désinfecter l'air ambiant : versez quelques gouttes d'HE de romarin à cinéole dans votre diffuseur, et mettez-le en marche pendant 4 à 5 minutes. Vous pouvez l'associer à de l'HE d'eucalytpus radié.

Remarque

Il existe deux autres huiles essentielles de romarin : celle de romarin à camphre (Rosmarinus officinalis camphoriferum) et celle de romarin à verbénone (Rosmarinus officinalis verbenoniferum). Elles sont moins couramment utilisées en automédication. Les deux sont d'ailleurs interdites pendant toute la grossesse,l'allaitement, et aux enfants de moins de 6 ans.

Huile essentielle de rose de Damas

Rosa damascena

Ses atouts

•C'est l'amie de la peau : elle régénère les épidermes fatigués, aide à lutter contre les rides et le teint terne, favorise la cicatrisation…

•Elle apaise l'esprit et chasse les angoisses.

•Elle réveille la libido féminine.

Applications pratiques

Beauté

Pour lutter contre le vieillissement cutané : ajoutez 1 goutte dans votre pot de crème de jour (100 ml), mélangez bien à l'aide d'une spatule. Appliquez cette crème le matin sur une peau propre et sèche. Teint terne, mine fatiguée ? Diluez 4 gouttes d'HE de rose de Damas + 2 gouttes d'HE de bois de rose dans 75 ml d'huile végétale de rose musquée. Appliquez quelques gouttes de ce mélange le soir avant le coucher, sur une peau sèche et propre.

Santé

Pour stimuler la libido féminine : diluez 15 gouttes d'HE de rose de Damas + 15 gouttes d'HE d'ylang-ylang dans 25 ml d'huile végétale. Le soir, appliquez 2 à 3 gouttes de ce mélange sur le plexus solaire, en légers massages. En cas de stress, d'angoisse : respirez l'HE de rose de Damas directement au flacon en prenant 5 ou 6 inspirations profondes. Renouvelez aussi souvent que nécessaire pendant la journée, ou le soir avant le coucher. En cas de baby blues : dans un petit flacon, diluez 3 gouttes d'HE de rose de Damas dans 15 ml d'huile végétale. Appliquez-en 2 gouttes sur le poignet et renouvelez plusieurs fois dans la journée.

Remarque

C'est l'une des huiles essentielles les plus chères : environ 80 € les 5 ml. Pour en produire 1 litre, il faut 4 tonnes de pétales. Utilisez-la avec parcimonie !

Huile essentielle de sapin baumier

Abies balsamea

Ses atouts

•Elle est efficace en cas de rhume ou de bronchite.

•Elle est également indiquée aux personnes souffrant de rhumatismes et de douleurs articulaires.

•Antifatigue, elle est idéale pour lutter contre les passages à vide et en cas de stress.

Applications pratiques

Santé

En cas de rhume : déposez sur un mouchoir en papier 2 gouttes d'HE de niaouli + 1 goutte d'HE de sapin baumier. À respirer tout au long de la journée. Vous pouvez également faire des inhalations avec 15 gouttes d'HE de sapin baumier diluées dans un grand bol d'eau chaude, matin et soir. En cas de bronchite : diluez 2 gouttes d'HE de sapin baumier dans 1 cuillère à café d'huile végétale. Massez le plexus solaire. Vous pouvez également prendre un bain avec 15 gouttes d'HE de sapin baumier, diluées dans 1 cuillère à soupe d'huile végétale ou de base pour le bain, à verser dans l'eau. Contre les rhumatismes : diluez 5 gouttes d'HE de sapin baumier dans 1 cuillère à soupe d'huile végétale et massez la zone douloureuse. En cas d'aérophagie, de ballonnements : diluez 2 gouttes d'HE de sapin baumier dans 1 cuillère à café de miel (ou déposez-les sur un comprimé neutre). À prendre à la fin du repas.

Maison

En diffusion : elle sent bon le sapin ! Utilisez-la l'hiver pour donner à votre maison une senteur de Noël… et désinfecter par la même occasion l'air ambiant.

Précaution particulière

L'huile essentielle de sapin baumier, appliquée pure sur la peau, peut se révéler irritante. Utilisez-la de préférence diluée dans une huile végétale. Elle est interdite pendant toute la durée de la grossesse et de l'allaitement.

Huile essentielle de sarriette des montagnes

Satureja montana

Ses atouts

•Elle aide à lutter contre toutes les infections, qu'elles soient d'ordre respiratoire, gynécologique ou intestinal.

•Elle est également efficace pour prévenir certaines maladies tropicales (paludisme, amibiase…).

•Tonifiante, elle est indiquée en cas de fatigue.

Applications pratiques

Santé

En prévention dans un pays tropical : prenez 2 gouttes d'HE de sarriette des montagnes dans 1 petite cuillère à café de miel avant chaque repas. Idéal en cas de digestion lente également. En cas de fatigue : diluez 2 gouttes d'HE de sarriette des montagnes dans 1 cuillère à soupe d'huile végétale, et massez le plexus solaire. En cas de mycose d'un ongle : mélangez 1 goutte d'HE de sarriette + 1 goutte d'HE de bois de rose. Appliquez sur l'ongle et appliquez un coton à maintenir en place toute la nuit.

À renouveler chaque soir. En cas d'indigestion ou de digestion difficile : diluez 10 gouttes d'HE de sarriette + 10 gouttes d'HE de citron. Absorbez 1 goutte de ce mélange sur un comprimé neutre ou un petit morceau de sucre, après le repas.

Maison

Pour renforcer l'action désinfectante de votre savon liquide : ajoutez 30 gouttes d'HE de sarriette des montagnes + 30 gouttes d'HE de pamplemousse dans votre flacon (100 ml).

Précaution particulière

Cette huile essentielle peut être irritante pour les peaux sensibles. Utilisez-la toujours diluée dans un peu d'huile végétale. Elle est également déconseillée pendant toute la grossesse, ainsi qu'aux enfants de moins de 6 ans.

Huile essentielle de sauge sclarée

Salvia sclarea

Ses atouts

- Elle accompagne les étapes de la vie intime d'une femme : puberté, règles, accouchement, bouffées de chaleur, ménopause…

- Elle traite les peaux et les cheveux gras.

- Elle aide également à lutter contre la transpiration excessive.

- Elle calme les angoisses.

Applications pratiques

Beauté

Pour rééquilibrer les peaux grasses : mélangez 30 gouttes d'HE de sauge sclarée dans 100 ml d'huile végétale de noisette. À appliquer le soir en léger massage, sur une peau propre et nettoyée. Vous pouvez également utiliser cette préparation sur un cuir chevelu gras. Cheveux gras ? Ajoutez 2 gouttes d'HE de sauge sclarée dans votre dose de shampoing. En cas de transpiration excessive des pieds : dans un petit flacon, diluez 5 gouttes d'HE de sauge + 10 gouttes d'HE de palmarosa + 1 cuillère à soupe d'huile végétale. Chaque matin, massez la plante des pieds avec 2 ou 3 gouttes de ce mélange.

Santé

En cas de bouffées de chaleur liées à la ménopause ou si vous avez des règles irrégulières : avalez 2 gouttes d'HE de sauge sclarée diluées dans 1 cuillère à café de miel, deux fois par jour.

Remarque

Cette huile essentielle est déconseillée aux femmes enceintes, ainsi qu'à celles qui souffrent de mastose (gonflement irrégulier du sein). Ne la confondez pas avec l'huile essentielle de sauge officinale, strictement interdite pendant toute la grossesse car elle est abortive.
Elle ne peut d'ailleurs être délivrée qu'en pharmacie, sous forme de préparations, et non pure.

Huile essentielle de tea tree (arbre à thé)

Melaleuca alternifolia

Ses atouts

- C'est la reine des antiseptiques ! Elle agit contre les microbes, les virus, les parasites, les champignons... Elle peut ainsi être utilisée pour désinfecter les blessures, lutter contre une mycose... ou assainir toute la maison !

- Elle a des propriétés anti-fatigue.

- Elle permet aussi de soulager les piqûres d'insecte.

- Elle est excellente pour l'hygiène buccale.

Applications pratiques

Beauté

En cas d'acné : après avoir nettoyé votre peau, appliquez 1 goutte d'HE de tea tree sur vos boutons. Contre les cheveux gras : versez 1 à 2 gouttes d'HE de tea tree dans votre dose de shampoing. Procédez au shampoing en veillant à ne pas mettre de produit dans vos yeux.

Santé

Pour l'hygiène de la bouche : déposez 1 goutte d'HE d'arbre à thé sur votre brosse à dents et frottez. Idéal pour lutter contre toutes les petites infections (aphtes, gingivite...). En cas de mycose des pieds (ou pied d'athlète) : faites un bain de pieds avec 6 à 8 gouttes d'HE d'arbre à thé diluées dans 2 litres d'eau tiède. Pensez à bien sécher vos pieds ensuite.

Maison

Pour nettoyer toute la maison : ajoutez 20 gouttes d'HE de tea tree dans l'eau de rinçage de votre sol. Pour désinfecter l'air ambiant : faites fonctionner votre diffuseur électrique avec quelques gouttes d'arbre à thé. À faire si l'un des membres de la famille est malade (grippe, rhume...). Vous pouvez ajouter quelques gouttes d'HE de pamplemousse si l'odeur ne vous plaît pas !

Remarque

L'arbre à thé n'a rien à voir avec le théier (qui donne le thé). C'est le capitaine James Cook qui donna à ce petit arbuste originaire d'Australie le nom de « tea tree » car les aborigènes faisaient infuser ses feuilles et utilisaient le liquide obtenu notamment pour soigner les blessures et les problèmes de peau.

Huile essentielle de térébenthine

Pinus palustris/Pinus pinaster

Ses atouts

• Expectorante et antiseptique, elle est indiquée pour toutes sortes d'infections respiratoires : bronchite, toux, rhume, grippe…

• Grâce à ses propriétés oxygénantes, elle se révèle utile quand on manque d'air, au propre comme au figuré (sensation d'étouffement, angoisses, stress…).

• Elle soulage les douleurs musculaires et articulaires.

Applications pratiques

Santé

Sensation d'étouffement ? Ouvrez le flacon d'HE de térébenthine et prenez 2 à 3 profondes inspirations. En cas de douleur (musculaire, articulaire) : diluez 2 gouttes d'HE de térébenthine dans 1 cuillère à soupe d'huile végétale. Massez la zone douloureuse. Fatigué ? Diluez 10 gouttes d'HE de térébenthine + 20 gouttes d'HE de citron dans 100 ml d'huile d'amande douce. Massez-vous les jambes et les bras.

Maison

Pour désodoriser une pièce : versez quelques gouttes d'HE de térébenthine dans votre diffuseur et mettez-le en marche 4 à 5 minutes maximum.

Précaution particulière

L'huile essentielle de térébenthine est interdite pendant toute la grossesse et l'allaitement. Elle est également déconseillée aux enfants de moins de 6 ans. Elle peut se révéler irritante pour les peaux sensibles : testez-la au creux du coude.

Remarque : la térébenthine est une résine semi-liquide qui provient de certains conifères.

Huile essentielle de thym à thujanol

Thymus vulgaris thujanoliferum

Ses atouts

•Antibactérienne et antivirale, elle lutte contre le développement des bactéries et des virus, et est même capable de les tuer ! En cela, elle est particulièrement efficace dans les cas d'angine, de bronchite, de grippe, de sinusite, de rhume…

•Elle est plus généralement utile dans tous les cas d'infections : aphte, gingivite, mycose…

•C'est l'alliée du foie : à recommander en cas d'hépatite virale par exemple.

•Elle stimule la circulation et réchauffe les extrémités.

•Elle est tonifiante et rééquilibrante.

Applications pratiques

Santé

En cas d'angine : diluez 1 goutte d'HE de thym à thujanol dans

1 cuillère à café de miel. À renouveler trois à cinq fois par jour. En cas de rhume ou de toux : faites une inhalation avec 2 à 3 gouttes d'HE de thym à thujanol diluées dans un grand bol d'eau chaude. Froid aux extrémités ? Diluez 2 gouttes d'HE de thym à thujanol dans une noisette de crème pour les mains, et massez vos doigts (mains et pieds). Contre les rhumatismes : diluez 10 gouttes d'HE de thym à thujanol dans 1 cuillère à soupe d'huile végétale et versez dans l'eau du bain. Restez-y une dizaine de minutes. En cas de petite déprime : respirez-la directement au flacon, pendant quelques secondes.

Maison

Pour désinfecter l'air ambiant (et prévenir les maladies de l'hiver) : versez quelques gouttes d'HE de thym à thujanol dans votre diffuseur, et mettez-le en marche pendant 4 à 5 minutes. À renouveler 3 à 4 fois par jour.

Remarque

Il existe plusieurs sortes d'huiles essentielles de thym. Ne confondez pas celle-ci (qui est la plus facile d'accès) avec l'HE de thym à thymol (Thymus vulgaris thymoliferum) et l'HE de thym à linalol (Thymus vulgaris linaloliferum).

Huile essentielle de verveine citronnée (ou verveine odorante)

Lippia citriodora

Ses atouts

•Grâce à ses vertus calmantes, elle est préconisée dans les cas d'angoisse, d'anxiété, voire de dépression.

•Anti-inflammatoire, elle soulage les arthrites, les rhumatismes, les douleurs musculaires…

•Elle favorise le sommeil.

•Elle assainit les peaux grasses.

Applications pratiques

Beauté

Spécial peaux grasses : versez 5 gouttes d'HE de verveine citronnée dans 1 bol d'eau chaude. Placez votre visage au-dessus, avec une serviette sur votre tête. Laissez les vapeurs nettoyer votre peau pendant 2 à 3 minutes, avant d'essuyer avec un morceau de coton. Pour se détendre, le soir avant le coucher : diluez 10 à 15 gouttes d'HE de verveine citronnée dans 1 cuillère à soupe d'huile végétale ou de base pour le bain, versez dans le bain et restez-y une dizaine de minutes.

Santé

En cas de douleurs rhumatismales ou musculaires : diluez 4 gouttes d'HE de verveine citronnée dans 1 cuillère à soupe d'huile végétale et massez la zone douloureuse. En cas d'angoisse ou de stress : ouvrez le flacon d'HE de verveine citronnée et prenez 4 à 5 inspirations profondes. Vous souffrez d'insomnie ? Chaque soir, déposez 1 ou 2 gouttes d'HE de verveine citronnée sur votre oreiller.

Précaution particulière

Cette huile essentielle peut être irritante : faites un test en déposant 1 goutte au creux de votre coude. Elle est également photosensibilisante : attendez 2 heures après application avant de vous exposer au soleil.

Huile essentielle de vétiver

Vetiveria zizanioides

Ses atouts

•Elle est utilisée comme tonique circulatoire, dans les cas de varices, d'œdèmes...

•Elle stimule les défenses immunitaires.

•Surnommée l'huile de la tranquillité, elle calme et apaise. À recommander aux personnes stressées, nerveuses ou sujettes aux insomnies.

Applications pratiques

Santé

En cas de problèmes de circulation, de jambes lourdes : mélangez 3 gouttes d'HE de vétiver dans 1 cuillère à soupe d'huile végétale et massez-vous les jambes en remontant des chevilles aux genoux. En cas de stress ou d'agitation : diluez 3 gouttes d'HE de vétiver + 3 gouttes d'HE d'orange douce dans 1 cuillère à soupe d'huile végétale. Versez dans l'eau du bain et restez-y une dizaine de minutes. Vous souffrez d'insomnies ? Dans un petit flacon, mélangez 10 gouttes d'HE de vétiver + 10 gouttes d'HE de camomille + 10 gouttes d'HE de mélisse. Prenez

1 goutte de ce mélange le soir, dans une petite cuillère de miel, trois ou quatre heures avant d'aller vous coucher.

Maison

Pour parfumer la maison (et stimuler ses défenses immunitaires) : versez quelques gouttes d'HE de vétiver dans votre diffuseur et mettez-le en marche pendant 4 à 5 minutes. Vous pouvez l'associer à quelques gouttes d'HE de bergamote ou de ciste ladanifère.

Remarque

Cette huile essentielle épaisse est également très appréciée en parfumerie, notamment dans les parfums masculins, pour ses notes boisées, aromatiques et vertes.

Huile essentielle d'ylang-ylang

Cananga odorata

Ses atouts

• Tonifiante, elle aide à lutter contre la fatigue, qu'elle soit d'ordre physique ou mental. On lui attribue aussi des vertus aphrodisiaques.

• Elle apaise et permet de retrouver sa sérénité.

• Elle peut également ralentir la chute des cheveux.

Applications pratiques

Beauté

Pour tonifier les cheveux ou ralentir leur chute : ajoutez 1 goutte d'HE d'ylang-ylang à votre dose de shampoing habituel. Si vous avez les cheveux secs, vous pouvez également, avant le shampoing, appliquer 1 cuillère à soupe d'huile d'argan + 1 goutte d'HE d'ylang-ylang. Massez légèrement et laissez poser environ 1 heure avant de procéder au shampoing.

Santé

En cas de baisse de la libido : diluez 4 gouttes d'HE d'ylang-ylang + 8 gouttes d'HE de lavande vraie dans 1 cuillère à soupe d'huile végétale ou de base pour le bain. Versez dans l'eau du bain et restez-y une dizaine de minutes. Vous pouvez également avaler 1 goutte d'HE d'ylang-ylang sur un petit morceau de sucre, le soir, avant le coucher. En cas de stress : respirez cette huile directement au flacon, en prenant 3 ou 4 inspirations. Ou déposez 1 goutte sur la face interne de votre poignet.

Précaution particulière

Dans les huiles essentielles d'ylang-ylang, il existe des qualités différentes : ylang-ylang extra, extra supérieur, I, II, III ou complet. La plus employée en aromathérapie (et la meilleure en terme de qualité) est l'ylang-ylang complet ou Totum.

Huile essentielle de bois de rose

Aniba rosaeodora

Ses atouts

•C'est la solution à de nombreux problèmes de peau : acné, eczéma, vergetures, peau sèche…

•Elle a un effet anti-âge incomparable. Elle diminue les rides et illumine le teint.

•Anti-déprime, elle calme les angoisses, chasse les idées noires et détend les personnes anxieuses. Elle est idéale, par exemple, avant un examen ou un entretien.

•Elle réveille les ardeurs sexuelles !

Applications pratiques

Beauté

Pour lutter contre les signes de l'âge (rides, ridules…) : ajoutez 2 gouttes d'HE de bois de rose dans votre crème de jour. À appliquer en évitant le contour des yeux. Sur les boutons d'acné : tapotez un peu d'HE de bois de rose pure, le soir avant le coucher, sur une peau propre et sèche. Contre les vergetures : diluez 2 gouttes d'HE de bois de rose dans 2 cuillères à soupe d'huile d'amande douce ou de macadamia et massez doucement les fesses, les hanches et le ventre. À ne pas pratiquer lors de la grossesse ou de l'allaitement.

Santé

Pour estomper les cicatrices : mélangez 5 gouttes d'HE de bois de rose dans 30 ml d'huile végétale (jojoba, amande douce…). Utilisez cette préparation matin et soir en massant doucement les cicatrices. À ne pas faire sur les peaux abîmées. Coup de blues ? Versez quelques gouttes d'HE de bois de rose dans votre diffuseur électrique et mettez-le en marche quelques minutes.

Remarque

Le bois de rose n'a aucun rapport avec… la rose ! Il s'agit d'un arbre originaire d'Amazonie et de Guyane, ainsi nommé car son parfum et sa couleur rappellent la rose. L'huile essentielle de bois de rose, aujourd'hui rare et chère car l'arbre est en voie de disparition, est donc bien différente de l'huile essentielle de rose. Ne confondez pas les deux !

Huile essentielle de palmarosa

Cymbopogon martinii

Ses atouts

•C'est un excellent déodorant : non seulement elle agit comme un antitranspirant naturel mais, grâce à son action antibactérienne et antifongique (contre les champignons), elle empêche aussi le développement des mauvaises odeurs.

•Elle traite divers problèmes de peau : acné, eczéma, rides...

•Elle permet également de lutter contre les pellicules.

Applications pratiques

Beauté

À la place de votre déodorant habituel : déposez 1 goutte d'HE de palmarosa sur chaque aisselle, juste après la douche. Efficacité garantie toute la journée, même en plein été. Vous pouvez également en appliquer sur les pieds en cas de transpiration excessive. Contre les pellicules : ajoutez 1 goutte d'HE de palmarosa dans votre dose de shampoing et massez doucement le cuir chevelu avant de rincer. Pour les peaux matures : dans un petit flacon, mélangez 50 ml d'huile végétale de rose musquée + 7 gouttes d'HE de palmarosa + 7 gouttes d'HE de bois de rose. Appliquez matin et soir sur peau propre et sèche. En cas d'acné : appliquez 1 goutte pure d'HE de palmarosa sur les boutons. Renouvelez matin et soir.

Maison

Pour assainir l'air ambiant (quand l'un des membres de la famille est malade par exemple) : déposez quelques gouttes d'HE de palmarosa dans votre diffuseur et mettez-le en marche quelques minutes.

Remarque

Son odeur rappelle celle du géranium. D'ailleurs, le surnom du palmarosa est « géranium des Indes ».

Huile essentielle de ravintsara

Cinnamomum camphora cineoliferum

Ses atouts

•Elle est très efficace en cas de maladie virale, notamment de la sphère ORL : grippe, angine, sinusite, rhume…

•Elle stimule l'immunité.

•C'est un excellent tonifiant physique et mental, à recommander en cas de dépression, de fatigue nerveuse…

•En massage, elle décontracte et aide à lutter contre la cellulite et la rétention d'eau.

Applications pratiques

Santé

En cas de grippe, de bronchite, de rhume, etc. : déposez 2 gouttes d'HE de ravintsara sur la face interne des poignets. En cas de toux surinfectée : diluez 10 gouttes d'HE de ravintsara dans 10 gouttes d'huile végétale. Appliquez quelques gouttes de ce mélange sur le plexus solaire en massant. Manque d'énergie :

respirez l'HE de ravintsara directement au flacon, dès que le besoin s'en fait sentir. Vous pouvez également prendre un bain dans lequel vous aurez ajouté 10 gouttes d'HE de ravintsara diluées dans 1 cuillère à soupe d'huile végétale.

Maison

Pour désinfecter l'air ambiant : diluez 30 gouttes d'HE de ravintsara dans un flacon-vaporisateur rempli de 50 ml d'eau. Pulvérisez dans les pièces 2 ou 3 fois par jour. Pour assainir l'air : déposez 4 à 5 gouttes d'HE de ravintsara sur le sac de votre aspirateur.

Précaution particulière

Ne confondez pas l'huile essentielle de ravintsara et l'huile essentielle de ravensare (Ravensare aromatica), qui n'a pas les mêmes utilisations ni la même efficacité.

Huile essentielle de santal blanc

Santalum album

Ses atouts

•Relaxante, anti-déprime, calmante… elle est le remède contre les petits moments de doute, d'irritabilité ou de

•manque d'assurance.

•Elle est également indiquée en cas d'infection urinaire.

•Elle a des vertus antiseptiques et astringentes, indiquées dans les soins après-rasage par exemple.

•Elle tonifie l'épiderme et est efficace contre les rides.

•Elle stimule la libido.

Applications pratiques

Beauté

En après-rasage : diluez 10 gouttes d'HE de santal blanc dans 10 ml d'huile végétale d'avocat. Pour un bain coquin à partager :

mélangez 4 gouttes d'HE de santal blanc + 4 gouttes d'HE d'ylang-ylang dans 1 cuillère à soupe d'huile végétale. Versez dans l'eau du bain et relaxez-vous pendant une dizaine de minutes. Pour régénérer la peau : ajoutez 1 goutte d'HE de santal blanc dans une noisette de crème de jour. Appliquez le matin sur peau propre et sèche.

Santé

En cas de stress ou d'angoisse : déposez 1 goutte d'HE de santal blanc sur l'intérieur du poignet et respirez. À renouveler plusieurs fois dans la journée. En cas d'infection urinaire : diluez 1 goutte d'HE de santal blanc + 1 goutte d'HE de lavande officinale dans 1 cuillère à soupe de miel. Avalez 3 fois par jour.

Remarque

L'huile essentielle de santal blanc est relativement chère : entre 20 et 30 € les 5 ml. Méfiez-vous des produits qui affichent un prix moindre : ce sont sûrement des huiles tirées d'une autre essence apparentée au santal blanc.

Huile essentielle de saro

Cinnamosma fragrans

Ses atouts

•D'une redoutable efficacité, cette huile essentielle antiseptique agit contre les bactéries, les champignons, les virus, les parasites... À recommander en cas d'infection des voies respiratoires quelle qu'en soit son origine : angine, rhume, grippe, otite,

•Elle rééquilibre le système nerveux.

Applications pratiques

Santé

Vous avez la grippe ? Diluez 3 gouttes d'HE de saro dans 1 cuillère à café d'huile végétale (amande douce, jojoba...). Appliquez en légers massages sur le thorax et dans le dos. En cas de rhume : déposez 2 gouttes d'HE de saro sur un mouchoir. À respirer plusieurs fois par jour. Mal de gorge, angine ? Diluez 1 goutte d'HE de saro dans 1 cuillère à café de miel, et avalez. Renouvelez 3 fois par jour. En cas de bronchite : diluez 2 gouttes d'HE de saro + 2 gouttes d'HE d'eucalyptus radié dans un bol d'eau chaude. Placez votre tête au-dessus, avec une serviette posée sur la tête, et respirez les vapeurs pendant 2 à 3 minutes.

Maison

Pour désinfecter l'air ambiant : diluez 30 gouttes d'HE de saro dans un flacon-vaporisateur rempli de 50 ml d'eau. Vous pouvez y associer de l'HE d'eucalyptus à bractées multiples : 15 gouttes de chaque. Pulvérisez dans les pièces 2 ou 3 fois par jour.

Remarque

Le saro est un arbuste originaire de Madagascar. Son nom signifie « qui anéantit le mal ». Tout un programme !

SE SOIGNER AVEC LES HUILES ESSENTIELLES

LES MAUX DU QUOTIDIEN SOIGNÉS PAR LES HUILES ESSENTIELLES

ABCÈS BUCCAL

Carie, manque d'hygiène ou simple coup peuvent provoquer un abcès dentaire. Les bactéries prolifèrent et se transforment en pus. En attendant la visite chez le dentiste – indispensable ! –, utilisez les huiles essentielles pour désinfecter et apaiser la douleur.

L'huile essentielle qu'il vous faut :

HE de giroflier (clou de girofle)

C'est la plus indiquée pour traiter les petits bobos de la bouche. Grâce à son effet anesthésiant, elle soulage immédiatement la douleur. Grâce à ses pouvoirs antiseptiques et antibactériens, elle désinfecte et évite que l'infection ne s'étende. Attention toutefois : elle est interdite pendant toute la grossesse et l'allaitement, ainsi que chez les jeunes enfants.

L'autre huile essentielle à privilégier : HE de tea-tree (arbre à thé)

Mode d'emploi

•Déposez 1 goutte d'HE de giroflier sur le bout de votre doigt (préalablement lavé) et massez légèrement la gencive. Pour plus d'hygiène, vous pouvez utiliser un coton-tige. Si cela pique, c'est normal ! À renouveler 3 fois par jour jusqu'à guérison complète.

•Autre solution : utilisez, de la même façon, de l'HE de tea-tree. Elle désinfecte efficacement mais ne soulage pas la douleur, contrairement à l'HE de giroflier.

Les conseils en plus

•La visite chez le dentiste est indispensable. Consultez rapidement au risque que l'abcès ne s'aggrave.

•Les abcès sont souvent dus à une mauvaise hygiène dentaire. Pensez à vous brosser les dents 3 fois par jour (après chaque repas), à changer régulièrement votre brosse à dents et à utiliser de temps en temps du fil dentaire pour parfaire le nettoyage entre les dents.

•Évitez le tabac et l'alcool, qui peuvent aussi être à l'origine d'abcès buccaux.

AÉROPHAGIE, BALLONNEMENTS

Vous vous sentez ballonné ? Résultat : vous ne pouvez vous empêcher de faire des rots et êtes obligé de desserrer votre ceinture. Les principaux responsables sont les gaz qui se forment dans l'estomac ou les intestins. En cause : certains aliments, trop riches en sucres ou en fibres, mais aussi le stress ou une intolérance alimentaire.

L'huile essentielle qu'il vous faut :

HE de basilic exotique

Apaisante et anti-douleur, elle calme tous les troubles d'origine digestive et notamment les problèmes d'aérophagie. De plus, elle lutte contre le stress qui peut aggraver les symptômes.

Les autres huiles essentielles à privilégier : HE d'estragon, HE de fenouil doux

Mode d'emploi

•Versez 1 goutte d'HE de basilic exotique sur un petit morceau de sucre ou un comprimé neutre et laissez-le fondre dans la bouche. À prendre après chaque repas, pendant 3 à 4 jours maximum.

•Après le repas, vous pouvez également vous masser le ventre dans le sens inverse des aiguilles d'une montre avec le mélange suivant : 1 goutte d'HE d'estragon diluée dans 2 gouttes d'huile végétale (huile d'amande douce par exemple).

•Autre solution : déposez 1 goutte d'HE de fenouil doux + 1 goutte d'HE d'estragon sur un petit morceau de sucre. À laisser fondre dans la bouche avant ou après le repas.

Les conseils en plus

•Évitez de mettre au menu certains aliments qui ont tendance à favoriser les gaz, comme le chou, les légumes secs, les oignons, les bananes…

•Prenez le temps de manger lentement, en mâchant bien. Et évitez de parler en mastiquant !

•Bannissez les chewing-gums qui vous font avaler de l'air.

•Évitez les boissons gazeuses et sucrées, type sodas.

AMPOULE

Chaussures neuves, longue marche, utilisation d'outils de jardinage… l'ampoule est due aux frottements répétés de la peau contre une surface dure. Ceux-ci entraînent un décollement de la couche superficielle de l'épiderme, formant une cloque qui se remplit de liquide. Veillez à ce qu'il ne s'infecte pas.

L'huile essentielle qu'il vous faut :

HE de tea-tree (arbre à thé)

Grâce à ses propriétés antibactériennes et anti-infectieuses puissantes, cette huile essentielle assainit la plaie. En détruisant les microbes et les bactéries, elle empêche l'infection et accélère la cicatrisation.

L'autre huile essentielle à privilégier : HE de lavande officinale

Mode d'emploi

- Versez 2 gouttes d'HE de tea-tree sur une compresse et tamponnez l'ampoule tout doucement. À renouveler pendant 2 ou 3 jours, jusqu'à guérison complète.

- Vous pouvez pratiquer le même geste avec 2 gouttes d'HE de lavande officinale, ou 1 goutte d'HE de tea-tree mélangée à 1 goutte d'HE de lavande officinale.

Les conseils en plus

- Si l'ampoule est petite, évitez de la percer ou de la faire éclater. C'est douloureux car la peau, en dessous, est à vif. De plus, vous risquez une infection.

- Si la cloque est grande ou si elle vous empêche de marcher par exemple, vous pouvez la percer à l'aide d'une aiguille stérilisée. Au préalable, faites-la chauffer sur une flamme puis laissez-la refroidir avant de percer l'ampoule à plusieurs endroits. Ensuite, pressez la plaie avec une compresse pour évacuer le liquide. Désinfectez à l'aide d'une autre compresse sur laquelle vous aurez déposé 1 goutte d'HE de tea-tree.

- Si l'ampoule s'infecte (rougeur, douleur, liquide purulent...), consultez un médecin.

APHTE

Les aphtes sont des petites inflammations de la gencive, de la langue ou de la joue. Ils peuvent être liés à de multiples causes : alimentation, stress, fatigue, mauvaise hygiène buccale, « coups » de brosse à dents... Bénins, ils disparaissent en quelques jours. Mais la douleur et la gêne ressenties peuvent être soulagées grâce aux huiles essentielles.

L'huile essentielle qu'il vous faut : **HE de laurier noble**

Elle est parfaitement indiquée dans les cas de problèmes de bouche. C'est un désinfectant très efficace. Elle a également une action anti-douleur et cicatrisante : bref, un soin complet en cas d'aphte ! Attention toutefois : elle est très puissante et s'emploie donc à toute petite dose.

Les autres huiles essentielles à privilégier : HE de giroflier, HE de tea-tree (arbre à thé)

Mode d'emploi

- Versez 1 goutte d'HE de laurier noble sur un coton-tige et badigeonnez l'aphte. À faire 3 fois par jour, pendant 2 jours maximum.

- Vous pouvez remplacer l'HE de laurier noble par 1 goutte d'HE de giroflier ou 1 goutte d'HE de tea-tree.

Les conseils en plus

- Si vous souffrez régulièrement d'aphtes, c'est peut-être le signe que votre système immunitaire est déficient. N'hésitez pas à en parler avec votre médecin ou à votre dentiste, qui pourra vérifier s'il n'existe pas un déséquilibre au niveau de vos dents.

- Certains médicaments peuvent aussi les déclencher : parlez-en également avec votre médecin qui pourra adapter votre traitement.

- En prévention, évitez certains aliments tels que le gruyère, les noix, les fruits acides comme l'ananas ou le kiwi, les épices, le vinaigre…

- Quand vous vous brossez les dents, ne soyez pas trop brusque ! Les coups dans les gencives peuvent créer des petites plaies qui se transformeront en aphtes. Pensez également à utiliser une brosse douce.

ARTHRITE, ARTHROSE, RHUMATISMES

L'arthrite est une inflammation aiguë ou chronique des articulations. Elle se traduit par des douleurs localisées et souvent handicapantes au niveau des genoux, des coudes, des doigts... Elle peut être liée ou non à l'arthrose qui, elle, est due à l'âge. On regroupe ces troubles sous le nom général de rhumatismes.

L'huile essentielle qu'il vous faut :

HE de gaulthérie couchée

C'est l'huile essentielle la plus indiquée dans tous les cas de douleurs inflammatoires. Grâce à son action chauffante, elle détend et apaise les articulations et les muscles endoloris. D'ailleurs, on la retrouve dans de nombreuses pommades destinées aux sportifs.

Les autres huiles essentielles à privilégier : HE de verveine citronnée, HE d'eucalyptus citronné, HE de genévrier...

Mode d'emploi

- Appliquez 2 à 3 gouttes d'HE de gaulthérie couchée pure sur la peau, sur la zone enflammée. Attention cependant : elle peut se révéler irritante pour les peaux sensibles. Dans ce cas, utilisez-la de préférence diluée : comptez 2 gouttes d'HE de gaulthérie dans 1 cuillère à soupe d'huile végétale (huile d'arnica par exemple) et massez.
- Vous pouvez également utiliser de l'HE de verveine citronnée : diluez 4 gouttes dans 1 cuillère à soupe d'huile végétale et massez.
- En bain : diluez 5 gouttes d'HE de gaulthérie couchée + 5 gouttes d'HE de genévrier dans 1 cuillère à soupe d'huile végétale. Versez dans l'eau du bain et restez-y une quinzaine de minutes.
- Autre solution : avalez 1 cuillère à café de miel dans lequel vous aurez ajouté 1 goutte d'HE d'eucalyptus citronné. À prendre 2 ou 3 fois par jour.

Les conseils en plus

- Chaque jour, pratiquez une activité physique douce pour « entretenir » vos articulations.

- Une alimentation riche en oméga 3 peut également se révéler efficace : poissons gras, huile de colza, noix, mâche…

- La chaleur apporte un soulagement immédiat : bouillotte, bain…

BRÛLURE, COUP DE SOLEIL

Parmi les accidents domestiques les plus courants, les brûlures arrivent en tête. Heureusement sans gravité dans la plupart des cas, elles sont pourtant très douloureuses. Quant aux coups de soleil, qui s'apparentent à des brûlures profondes, ils représentent une véritable agression de la peau. Au fil des coups qu'elle reçoit, la peau se défend de moins en moins bien.

L'huile essentielle qu'il vous faut :

HE de lavande aspic

Cette huile essentielle a un double effet : elle apaise la douleur et aide à la cicatrisation. Elle traite en urgence toutes les brûlures, même les plus sévères. Attention toutefois, elle peut être allergisante si vous avez la peau sensible.

L'autre huile essentielle à privilégier : HE de bois de rose

Mode d'emploi

•Après avoir passé la zone brûlée sous l'eau froide pendant au moins 5 minutes pour « apaiser le feu », appliquez 2 ou 3 gouttes d'HE de lavande aspic pure en massant légèrement. Renouvelez 3 ou 4 fois dans les 2 heures qui suivent. Cela marche aussi sur les coups de soleil, à renouveler plusieurs fois par jour.

•Autre solution : dans un petit flacon, diluez 1 cuillère à soupe d'huile végétale de rose musquée + 10 gouttes d'HE de lavande aspic + 5 gouttes d'HE de bois de rose. Massez la zone douloureuse pendant quelques minutes, 3 fois par jour.

Les conseils en plus

•Ne mettez surtout pas de corps gras sur votre brûlure (huile, crème…) !

•Si la brûlure est grave ou très étendue, si elle atteint le visage ou si elle concerne un jeune enfant, n'hésitez pas à aller consulter ou à vous rendre aux urgences.

•Pour éviter les coups de soleil, ne vous exposez pas aux heures critiques, c'est-à-dire entre 12 h et 16 h. Et n'oubliez pas de vous protéger : crème solaire à indice élevé, chapeau voire tee-shirt pour les enfants…

BRÛLURE D'ESTOMAC

Les brûlures d'estomac sont dues à une inflammation de la muqueuse de l'estomac et/ou à une remontée des sucs gastriques dans l'œsophage (reflux gastro-œsophagien). Résultat : une sensation douloureuse de brûlure au niveau du sternum qui se manifeste le plus souvent après un repas copieux.

L'huile essentielle qu'il vous faut :

HE de menthe poivrée

Antispasmodique et légèrement anesthésiante, elle soulage les douleurs d'estomac. De plus, elle régule l'ensemble de la sphère digestive, en stimulant l'activité des différents organes. Mais attention, elle est contre-indiquée pendant toute la durée de la grossesse et de l'allaitement.

L'autre huile essentielle à privilégier : HE de basilic exotique

Mode d'emploi

•Diluez 1 goutte d'HE de menthe poivrée dans 1 cuillère à café de miel et laissez fondre en bouche après le repas. Si vous préférez, vous pouvez également diluer le tout dans un petit verre d'eau. À renouveler après chaque repas.

•Autre solution : utilisez, de la même façon, l'huile essentielle de basilic exotique, très efficace contre les spasmes gastriques.

Les conseils en plus

•Si les douleurs sont vraiment intenses et persistent, n'hésitez pas à en parler à votre médecin qui pourra vous prescrire un traitement adapté. Évitez de faire des repas trop copieux et surtout de manger trop gras.

•Mangez lentement en prenant garde à bien mâcher afin de faciliter le travail de l'estomac.

•Oubliez l'alcool, le café, les épices… qui augmentent la production de sucs gastriques. Ou, au moins, réduisez votre consommation.

•Le stress peut également être un facteur déclencheur : apprenez à vous détendre ! Mais attention, évitez la position allongée dans les 2 heures qui suivent le repas.

CHOLESTÉROL

Le cholestérol est essentiel au bon fonctionnement de l'organisme. Mais il faut distinguer le « bon » du « mauvais », celui qui bouche les artères. Pour réguler ce dernier, rien de tel qu'une alimentation équilibrée, avec un petit coup de pouce des huiles essentielles.

L'huile essentielle qu'il vous faut :

HE de carotte cultivée

Cette huile essentielle est hypocholestérolémiante, c'est-à-dire qu'elle a le pouvoir d'abaisser le taux de mauvais cholestérol. Attention toutefois, elle est déconseillée aux personnes souffrant d'hypertension, car elle a la particularité, dans certains cas, de faire grimper la tension. N'hésitez pas à demander conseil à votre médecin.

L'autre huile essentielle à privilégier : HE d'ail

Mode d'emploi

•Déposez 2 gouttes d'HE de carotte cultivée sur un comprimé neutre ou un petit morceau de sucre et avalez avant le repas. En plus, c'est excellent pour la digestion !

•Autre solution : versez 2 gouttes d'HE d'ail dans 1 cuillerée à café d'huile d'olive… et assaisonnez votre salade avec, en fin de repas. En plus de ses vertus anti-cholestérolémiantes, cette huile parfumée est délicieuse !

Les conseils en plus

•Dans la lutte contre le mauvais cholestérol, l'alimentation joue un rôle essentiel et préventif. Oubliez les charcuteries, le beurre, les viandes grasses, les pâtisseries et les plats tout prêts, riches en mauvaises graisses. Privilégiez les poissons, les huiles d'olive et de colza, les légumes et les fruits frais, ainsi que les légumineuses et les céréales complètes. En quelque sorte, mettez-vous au régime méditerranéen !

•Bougez ! Le sport permet de lutter activement contre l'encrassement des artères, responsable des maladies cardio-vasculaires.

CONSTIPATION

La constipation peut avoir des causes diverses : alimentation déséquilibrée (pauvre en fibres) ou changement d'habitudes alimentaires, hydratation insuffisante, stress, régime... Pour résoudre ce problème désagréable, retrouver une bonne hygiène de vie est important. Les huiles essentielles apportent aussi une aide précieuse.

L'huile essentielle qu'il vous faut :

HE de gingembre

Indiquée dans tous les cas de problèmes digestifs, cette huile essentielle est particulièrement efficace pour stimuler le transit et tonifier tout l'organisme par la même occasion !

L'autre huile essentielle à privilégier : HE de menthe poivrée

Mode d'emploi

- Diluez 2 gouttes d'HE de gingembre dans 1 cuillère à soupe d'huile végétale (amande douce par exemple) et massez-vous le ventre en tournant dans le sens des aiguilles d'une montre, après le repas.
- Autre solution : en dessert, prenez une compote de fruits dans laquelle vous aurez ajouté 1 goutte d'HE de gingembre. Ou encore diluez 1 goutte d'HE de gingembre dans 1 cuillère à café d'huile d'olive et avaler ce mélange avant le repas.
- Vous pouvez aussi remplacer l'HE de gingembre par l'HE de menthe poivrée (sauf si vous êtes enceinte ou si vous allaitez) : déposez 1 goutte d'HE de menthe poivrée sur un petit sucre ou un comprimé neutre, à avaler en fin de repas.

Les conseils en plus

- Mangez des fibres ! Celles-ci se trouvent dans les fruits et légumes mais aussi les céréales complètes.
- N'oubliez pas de boire suffisamment : au moins 1,5 litre d'eau par jour. La bonne habitude : boire un grand verre d'eau le matin au réveil.
- Marchez au moins 30 minutes par jour. Ou, mieux, pratiquez une activité physique régulière.

COUP, BLEU

Nul n'est à l'abri d'une chute ou d'un choc, les enfants comme les adultes ! À la clé : une vilaine bosse sur le front, un gros bleu sur la jambe ou un hématome sur le bras qui, en plus d'être inesthétiques, sont souvent très douloureux et mettent du temps à se résorber.

L'huile essentielle qu'il vous faut :
HE d'hélichryse italienne

Si elle est surnommée « l'huile du boxeur », ce n'est pas pour rien : c'est l'huile essentielle la plus efficace en cas de coups et de bleus. Grâce à ses vertus décongestionnantes et apaisantes, elle apporte un soulagement immédiat et évite à l'hématome de s'étendre tout en permettant une résorption plus rapide. Attention elle est interdite pendant la grossesse et l'allaitement.

L'autre huile essentielle à privilégier : HE de menthe poivrée (également interdite pendant la grossesse et l'allaitement)

Mode d'emploi

- Déposez 1 ou 2 gouttes d'HE d'hélichryse italienne pure directement sur le bleu ou le coup et massez tout doucement. À renouveler 3 ou 4 fois dans la journée, pendant 2 ou 3 jours.

- Si le coup est étendu, appliquez quelques gouttes du mélange suivant : 10 gouttes d'hélichryse italienne diluées dans 2 cuillères à soupe d'huile végétale d'arnica. À renouveler plusieurs fois par jour.

- Autre solution : déposez 1 goutte d'HE de menthe poivrée sur le coup et massez doucement. Grâce à son effet réfrigérant, elle est anti-douleur. Mais attention à ne pas en appliquer trop près des yeux (en cas de bosse sur le front par exemple).

Les conseils en plus

- Associée à l'arnica, l'huile essentielle d'hélichryse italienne est vraiment efficace. Vous pouvez aussi prendre l'arnica sous forme de granules homéopathiques.

- Le froid soulage bien les ecchymoses : il évite aussi que le bleu ne s'étende. Le plus rapidement possible après le choc, posez une poche de glace sur la zone concernée et maintenez-la en place pendant quelques minutes.

COUPEROSE

Aussi connue sous le nom de rosacée, la couperose se manifeste par des petites rougeurs sur le visage, d'abord au niveau des pommettes et des ailes du nez. Elle est due à une dilatation de petits vaisseaux. Si ses causes précises restent inconnues, il est toutefois possible de prévenir son aggravation et d'en atténuer les symptômes.

L'huile essentielle qu'il vous faut :

HE de ciste ladanifère

C'est l'alliée des peaux souffrant de problèmes de microcirculation, et notamment de couperose, et des peaux abîmées (acné, crevasses…). De plus, elle participe à la lutte contre le vieillissement cutané, en combattant le relâchement et les rides.

L'autre huile essentielle à privilégier : HE d'hélichryse italienne

Mode d'emploi

- Diluez 1 goutte d'HE de ciste ladanifère dans votre dose de crème de jour ou de nuit. Appliquez sur la peau en légers massages, en évitant le contour des yeux.

- Vous pouvez faire de même avec 1 goutte d'HE d'hélichryse italienne (sauf si vous êtes enceinte).

Les conseils en plus

- Cette maladie de peau touche plus particulièrement les personnes à la peau claire et fragile. Soyez vigilant si c'est votre cas. Les rougeurs sont d'abord diffuses et passagères, avant de s'étendre et de devenir permanentes. Réagissez dès les premiers signes.

- Certains aliments et boissons, comme les épices, l'alcool, le thé ou le café, peuvent aggraver les symptômes. Veillez à en limiter votre consommation.

- Évitez les soins trop agressifs et adoptez des produits adaptés à votre peau fragile. Demandez conseil à un dermatologue ou à votre pharmacien.

- L'exposition au chaud et au froid est susceptible d'augmenter les symptômes, tout comme les variations brutales de températures. Dans tous les cas, veillez à bien protéger votre peau.

COUPURE

Ces petits accidents de la vie courante, qui peuvent être douloureux sur le coup, sont heureusement sans gravité le plus souvent. Le premier réflexe avoir est de désinfecter la coupure afin d'éviter l'infection et de faciliter la cicatrisation. Sur ce plan, les huiles essentielles sont la solution idéale.

L'huile essentielle qu'il vous faut :

HE de lavande officinale

Antiseptique et antibactérienne, elle désinfecte parfaitement la plaie et accélère la cicatrisation. De plus, elle est légèrement anesthésiante, ce qui permet de calmer la douleur. C'est l'huile essentielle à toujours avoir dans sa pharmacie car elle est très utile pour soigner bien des petits bobos.

Les autres huiles essentielles à privilégier : HE de ciste ladanifère

Mode d'emploi

•Si la plaie continue à saigner, appliquez 1 goutte dHE de ciste ladanifère, qui a des propriétés hémostatiques (elle stoppe les saignements) et cicatrisantes.

Les conseils en plus

•Avant d'appliquer l'huile essentielle, il est important de passer la coupure sous l'eau, voire de la nettoyer à l'eau savonneuse. Rien de tel pour éliminer une partie des germes.

•Pour stopper le saignement, appuyez sur la coupure pendant quelques minutes à l'aide d'une compresse stérile.

•Si la plaie ne saigne plus, laissez-la sécher à l'air libre. Si vous voulez poser un pansement, veillez à ce que la peau soit bien sèche, afin d'éviter que la coupure ne macère dans l'humidité.

•Si la coupure est profonde, rendez-vous immédiatement aux urgences, ou appelez le Samu.

COURBATURES, DOULEURS MUSCULAIRES

Quand on manque d'entraînement, il n'est pas rare de se retrouver complètement courbaturé au lendemain d'un jogging, d'un déménagement ou d'une journée de travaux à la maison ! Les muscles tirent atrocement et obligent au repos.

L'huile essentielle qu'il vous faut :

HE de gaulthérie couchée

C'est l'huile essentielle préférée du sportif, qui peut l'utiliser avant mais aussi après son entraînement. Grâce à son action chauffante, elle prépare les muscles à l'effort, prévenant ainsi l'apparition des courbatures. Après la séance, elle favorise le relâchement et la récupération musculaire.

Les autres huiles essentielles à privilégier : HE de muscade, HE de pin sylvestre

Mode d'emploi

- En cas de courbatures : diluez 2 gouttes d'HE de gaulthérie couchée dans 1 cuillère à soupe d'huile végétale d'arnica et massez les muscles endoloris.

- Autre solution : mélangez 2 gouttes d'HE de muscade ou 2 gouttes d'HE de pin sylvestre dans 1 cuillère à café d'huile végétale et massez les muscles.

- Après le sport, pour éviter l'apparition des courbatures : mélangez 1 cuillère à soupe d'huile végétale (amande douce par exemple) + 10 gouttes d'HE de gaulthérie couchée, versez dans l'eau du bain et restez-y une dizaine de minutes.

Les conseils en plus

- Avant l'effort, pensez à bien vous échauffer en pratiquant des exercices d'étirement. Après l'effort, faites de même, sinon gare aux courbatures du lendemain.

- Allez-y progressivement : inutile de se lancer dans un jogging d'une heure si vous n'avez pas l'habitude de courir !

- Pensez à bien vous hydrater avant, pendant et après l'effort.

- Prenez un bon bain chaud : c'est idéal pour soulager les douleurs musculaires.

CRAMPE (MUSCULAIRE)

Les crampes résultent de la contraction involontaire d'un ou plusieurs muscles. Elles peuvent avoir des origines très différentes : la fatigue, le froid, une mauvaise circulation sanguine ou une mauvaise hydratation... Le plus souvent localisées au mollet ou à la voûte plantaire, elles provoquent une douleur courte mais intense.

L'huile essentielle qu'il vous faut :

HE de lavandin super

C'est la plus indiquée en cas de crampe ou de contracture musculaire. Grâce à son action légèrement anesthésiante, elle soulage efficacement la douleur.

L'autre huile essentielle à privilégier : HE de romarin à camphre

Mode d'emploi

•Appliquez 2 ou 3 gouttes d'HE de lavandin super sur la zone douloureuse et massez doucement.

•Vous pouvez la remplacer par 2 gouttes d'HE de romarin à camphre. Mais attention, cette huile est interdite pendant toute la durée de la grossesse et de l'allaitement, ainsi qu'aux enfants de moins de 6 ans.

Les conseils en plus

•Pour faire disparaître la crampe, il faut contrarier la contraction du muscle. Si elle est localisée au mollet, poussez votre talon vers l'extérieur (pied flexe). Si elle touche la voûte plantaire, attrapez vos doigts de pied et fléchissez-les tout doucement vers l'avant.

•Si elle survient pendant une séance de sport, arrêtez tout de suite votre entraînement et faites quelques étirements. La prochaine fois, veillez à bien vous échauffer !

•Pensez à vous hydrater suffisamment.

•Si les crampes surviennent la nuit, c'est peut-être le signe d'une insuffisance veineuse. Dans ce cas, veillez à dormir avec les pieds légèrement surélevés (grâce à un coussin par exemple).

DIABÈTE

On estime que 4 % des Français seraient touchés par cette maladie, qui résulte d'un dysfonctionnement du système de régulation du taux de sucre dans le sang. S'il n'est pas correctement traité, il peut mener à des maladies graves, oculaires ou cardiovasculaires. En plus d'un traitement – indispensable – et d'un contrôle régulier, les huiles essentielles peuvent être d'une aide précieuse.

L'huile essentielle qu'il vous faut :
HE de géranium rosat

Cette huile essentielle aide les diabétiques à réguler leur glycémie. Elle est aussi indiquée en cas d'hypoglycémie. Mais attention : en aucun cas, elle ne remplace un traitement médical adapté à votre cas. N'hésitez pas à en parler avec votre médecin.

L'autre huile essentielle à privilégier : HE d'eucalyptus radiata

Mode d'emploi

- Absorbez 2 gouttes d'HE de géranium rosat directement sous la langue après chaque repas. Vous pouvez aussi les déposer sur un comprimé neutre, à laisser fondre dans la bouche.

- Vous pouvez faire de même avec 1 goutte d'HE d'eucalyptus radiata.

Les conseils en plus

- Le diabète ne se « guérit » pas mais on peut le prévenir en ayant une alimentation saine et équilibrée, pauvre en graisses et en sel. Au menu donc : des fruits et légumes, du poisson, des céréales et des légumineuses…

- Pratiquez au moins 1 heure d'activité physique par semaine. Ou, au moins, essayez de marcher 30 minutes par jour, à un rythme soutenu. L'astuce : prenez les escaliers au lieu de l'ascenseur, allez au travail à pied, ou descendez une station de métro avant votre arrêt habituel…

- Détendez-vous : le stress peut aussi avoir une action sur la glycémie.

- Tabagisme et diabète ne font pas bon ménage. Gare aux maladies cardio-vasculaires !

DIARRHÉE, TURISTA

La diarrhée peut avoir des origines différentes : virus, bactérie, aliment avarié, eau infectée... Dans tous les cas, elle résulte d'une réaction de l'organisme qui cherche à éliminer rapidement « l'intrus ». C'est un phénomène désagréable, mais rassurez-vous : dans la majorité des cas, elle n'est pas grave et se résout rapidement.

L'huile essentielle qu'il vous faut :

HE d'origan compact

C'est la plus antiseptique de toutes les huiles essentielles connues ! Anti-infectieuse, antibactérienne, antivirale, elle élimine la cause de la diarrhée. Mais attention, cette huile essentielle est très puissante : elle ne doit pas être utilisée chez les moins de 15 ans, les femmes enceintes et allaitantes. Respectez bien le dosage.

Les autres huiles essentielles à privilégier : HE de cannelle de Ceylan, HE de marjolaine

Mode d'emploi

- Déposez 1 goutte d'HE d'origan compact sur un petit sucre. Laissez-le fondre dans la bouche après le repas. À prendre 3 fois par jour pendant 2 jours maximum.

- Vous pouvez la remplacer par 1 goutte d'HE de cannelle de Ceylan, qui est également très efficace sur les microbes. Attention, elle ne doit pas être utilisée chez les enfants de moins de 6 ans, chez les femmes enceintes ou en cas d'allaitement.

- Si votre diarrhée est liée au stress, misez plutôt sur l'huile essentielle de marjolaine, à l'action apaisante. Déposez 1 goutte sur un petit sucre et laissez-le fondre dans la bouche.

Les conseils en plus

- Si la diarrhée persiste plusieurs jours, n'hésitez pas à aller consulter un médecin.

- Pour éviter la déshydratation, première conséquence de la diarrhée, pensez à boire beaucoup ! Au menu : eau minérale, bouillons, eau de cuisson du riz…

- Mangez léger, évitez tous les aliments gras ainsi que le café et privilégiez le riz blanc.

ECZÉMA

Rougeurs, démangeaisons, petits boutons, croûtes sèches ou suintantes, cloques, dessèchement de la peau… l'eczéma touche aussi bien les adultes que les enfants. Cette maladie de peau, souvent d'origine allergique, peut se transformer en troubles respiratoires si elle n'est pas soignée. En plus, elle peut se révéler très douloureuse.

L'huile essentielle qu'il vous faut :

HE de lavande aspic

Cette huile essentielle toute douce a des vertus cicatrisantes exceptionnelles. Elle apaise les démangeaisons et facilite la guérison. En plus, elle sent délicieusement bon et possède des vertus anti-stress.

Les autres huiles essentielles à privilégier : HE de bois de rose, HE de camomille matricaire, HE de palmarosa

Mode d'emploi

- Le matin et le soir, appliquez 1 ou 2 gouttes d'HE de lavande aspic pure directement sur les zones touchées, en massant tout doucement. À faire sur une peau propre et sèche.

- Vous pouvez faire de même avec l'HE de bois de rose, l'HE de camomille matricaire ou l'HE de palmarosa.

Les conseils en plus

- Attention aux produits de soin que vous employez, souvent trop agressifs pour votre peau fragile. Préférez les pains surgras et sans savon. N'hésitez pas à demander conseil à votre médecin ou votre pharmacien.

- Pour un nettoyage tout en douceur de votre peau, adoptez les hydrolats : lavande, sauge ou rose.

- L'eczéma peut avoir des origines très différentes : allergie alimentaire ou de contact (avec un tissu, une lessive, une crème, un bijou…), alimentation déséquilibrée, stress… Mieux vaut toujours en déterminer la cause au préalable pour agir plus efficacement.

- Détendez-vous : l'eczéma est souvent lié au stress.
Alors apprenez à vous relaxer !

ENTORSE

La cheville est une zone fragile. Quand un ou plusieurs ligaments de cette articulation sont victimes d'un déchirement ou d'un étirement, c'est l'entorse, aussi appelée foulure. Celle-ci peut également – mais plus rarement – toucher le poignet ou le genou. Résultat : la douleur est intense, limitant ou empêchant les mouvements.

L'huile essentielle qu'il vous faut :

HE de gaulthérie couchée

Anti-inflammatoire et anti-douleur, cette huile essentielle, surnommée « l'huile du sportif », calme les douleurs ligamentaires. À privilégier si vous souffrez d'une entorse, d'une foulure, d'une tendinite (inflammation des tendons) ou d'une simple torsion.

Les autres huiles essentielles à privilégier : HE d'hélichryse italienne

Mode d'emploi

- Après avoir appliqué du froid sur l'entorse, appliquez 2 gouttes d'HE de gaulthérie couchée pure, directement sur la zone concernée. Ne massez pas : cela aggraverait la douleur et l'inflammation.

- Vous pouvez remplacer l'HE de gaulthérie couchée par 2 gouttes d'HE d'hélichryse italienne.

Les conseils en plus

- Avant tout traitement ou utilisation d'huiles essentielles, appliquez du froid sur votre blessure afin de limiter l'inflammation.

- Si la douleur persiste, n'hésitez pas à consulter un médecin qui pourra vous prescrire des examens approfondis.

- Une entorse est longue à guérir : ne forcez pas sur votre cheville avant guérison complète.

- L'entorse peut résulter d'un manque d'échauffement. Avant toute séance de sport, échauffez-vous pendant 10 minutes.

- Si vous faites de la randonnée, prévoyez un équipement adapté. Avec de mauvaises chaussures, le risque d'entorse est plus grand.

FIÈVRE

La fièvre est le signe que l'organisme se défend contre une agression qu'elle soit d'origine virale ou bactérienne. Elle se manifeste par une élévation de la température corporelle au-delà des 37 °C habituels. Lorsqu'elle dure et ne parvient pas à redescendre, il faut aider le corps à abaisser sa température.

L'huile essentielle qu'il vous faut :

HE de tea-tree (arbre à thé)

Antibactérienne, elle agit efficacement contre les virus et les bactéries à l'origine de la fièvre. De plus, elle stimule l'organisme en renforçant ses défenses immunitaires. Elle redonne de l'énergie, en luttant contre la fatigue, qui accompagne généralement la fièvre.

Les autres huiles essentielles à privilégier : HE d'eucalyptus radiata, HE de lavande officinale

Mode d'emploi

- Diluez 5 gouttes d'HE de tea-tree + 5 gouttes d'HE de lavande officinale dans 1 cuillère à soupe de base pour le bain ou d'huile d'amande douce. Versez dans le bain chaud et restez-y une quinzaine de minutes.

- Vous pouvez également vous rafraîchir régulièrement avec un linge trempé dans le mélange suivant : 2 gouttes d'HE de lavande officinale + 2 gouttes d'HE de tea-tree diluées dans 1 cuillère à soupe de base pour le bain et versées dans un récipient d'eau.

- Autre solution : faites un bain de pieds, pendant 15 minutes. Mélangez 5 gouttes d'HE d'eucalyptus radiata dans 1 cuillère à soupe de base pour le bain ou d'huile végétale et versez dans une bassine d'eau chaude.

Les conseils en plus

- Si la fièvre persiste plusieurs jours ou dépasse les 40 °C, consultez rapidement un médecin.

- Pensez à boire beaucoup et régulièrement, pour éviter la déshydratation. Privilégiez les soupes, les bouillons, les tisanes et l'eau minérale.

- Évitez de vous couvrir trop ou, au contraire, de prendre froid !

FOIE

Le foie est un organe essentiel au bon fonctionnement de l'organisme, dans le processus de digestion mais aussi dans l'immunité. Quand il marche mal, tout le corps le ressent : nausées, maux de tête, fatigue, troubles rénaux... Ses principaux ennemis : l'alcool, une alimentation trop grasse, un abus de médicaments...

L'huile essentielle qu'il vous faut :

HE de citron

C'est la meilleure amie du foie : elle aide à le « nettoyer » et à régénérer les fonctions hépatiques. De plus, elle facilite la digestion et l'élimination des graisses. Idéal après des excès ou en cas d'insuffisance hépatique.

Les autres huiles essentielles à privilégier : HE de menthe poivrée, HE de lédon du Groënland, HE de romarin à verbénone...

Mode d'emploi

•Si vous digérez mal : déposez 2 gouttes d'HE de citron sur un comprimé neutre ou un petit morceau de sucre. À prendre après le repas, 2 fois par jour. Vous pouvez également les diluer dans une petite cuillère à café de miel ou d'huile d'olive.

•Vous pouvez remplacer l'HE de citron par 2 gouttes d'HE de menthe poivrée.

•Pour plus d'efficacité (en cas d'hépatite par exemple) : remplacez l'HE de citron par 1 goutte d'HE de romarin à verbénone. Vous pouvez également utiliser l'huile essentielle de lédon du Groënland en application externe : déposez 1 goutte sur la région du foie

Les conseils en plus

•Évitez les excès – voire bannissez – l'alcool, les aliments trop gras et trop sucrés. Et misez sur les fruits et légumes frais, le riz…

•L'obésité ou le surpoids peuvent entraîner de graves problèmes de foie.

•À noter : dans la fameuse « crise de foie », le foie n'y est pour rien. C'est la vésicule biliaire qui est en cause.

GINGIVITE

C'est une inflammation de la gencive. Parfois, même, elle saigne lors du brossage. En cause : une mauvaise hygiène dentaire qui laisse s'accumuler les bactéries et la plaque dentaire, un brossage trop vigoureux, la prise de médicaments... Il est important de traiter la gingivite car elle peut aboutir à un déchaussement des dents.

L'huile essentielle qu'il vous faut :

HE de tea-tree (arbre à thé)

Cette huile essentielle est très efficace pour désinfecter, lutter contre les bactéries et activer la cicatrisation des petites plaies de la bouche. Seul inconvénient : son goût n'est pas très agréable...

Les autres huiles essentielles à privilégier : HE de laurier noble, HE de géranium rosat

Mode d'emploi

- Appliquez 2 gouttes d'HE de tea-tree pure sur la zone douloureuse. À renouveler 3 fois par jour. Ou faites un bain de bouche avec 4 gouttes d'HE de tea-tree diluées dans un petit verre d'eau tiède, après chaque brossage des dents.

- Vous pouvez faire de même avec l'HE de géranium rosat, dans les mêmes proportions. Ou d'HE de laurier noble (mais attention, cette huile essentielle est déconseillée pendant la grossesse).

Les conseils en plus

- Avoir une bonne hygiène bucco-dentaire est la meilleure des protections. Cela implique un lavage des dents après chaque repas, des bains de bouche, des visites régulières chez le dentiste, ainsi qu'un détartrage annuel ou bisannuel.

- Utilisez de préférence une brosse à dents douce et évitez les brossages trop agressifs pour les gencives. Le bon geste : une sorte de balayage, de la gencive vers l'extérieur de la dent.

- Limitez votre consommation de sucre et misez sur la vitamine C !

GOUTTE

Les crises de goutte (ou diathèse arthritique) sont dues à un excès d'acide urique dans le sang. Celui-ci se cristallise autour des articulations, et notamment au niveau du gros orteil, provoquant une inflammation très douloureuse.

L'huile essentielle qu'il vous faut :

HE de gaulthérie couchée

Cette huile essentielle a des vertus anti-inflammatoires et anti-rhumatismales. Elle soulage efficacement la douleur. Elle peut être employée pure (sur une toute petite surface), mais il est toutefois préférable de la diluer dans une huile végétale car elle peut se révéler irritante sur les peaux sensibles.

Les autres huiles essentielles à privilégier : HE de genévrier, HE de fenouil doux, HE de cyprès toujours vert

Mode d'emploi

•Diluez 10 gouttes d'HE de gaulthérie couchée dans 1 cuillère à café d'huile végétale et massez le gros orteil. Vous pouvez aussi appliquer 2 gouttes d'HE de gaulthérie couchée pure directement sur la zone douloureuse et masser tout doucement.

•Autre solution : diluez 2 gouttes d'HE de genévrier + 2 gouttes d'HE de fenouil doux + 2 gouttes d'HE de cyprès toujours vert dans 1 cuillère à soupe d'huile d'amande douce. Versez dans une petite bassine remplie d'eau froide et faites un bain de pieds.

Les conseils en plus

•L'accumulation d'urée dans le sang est le plus souvent due à une alimentation déséquilibrée, trop riche en graisses et en sucres. Oubliez les viandes rouges, la charcuterie, les poissons gras, les produits au lait entier…

•Pensez à vous hydrater correctement : buvez de l'eau minérale, mais aussi des soupes, des bouillons, des tisanes… Par contre, limitez votre consommation d'alcool.

•Le froid peut soulager la douleur. Optez pour la poche de glace, le bain de pieds à l'eau froide…

GRIPPE

La grippe est une maladie due à un virus. Elle nous terrasse pendant plusieurs jours. À la clé : fièvre, courbatures, nez bouché, rhume, maux de gorge et de tête, toux, transpiration... Pour lutter contre tous ces symptômes, il faut une huile essentielle complète.

L'huile essentielle qu'il vous faut :
HE de ravintsara

Elle est très efficace en cas de maladie virale, touchant notamment la sphère ORL. De plus, elle stimule le système immunitaire, l'aidant à mieux se défendre. Elle a également un effet tonifiant, parfait pour lutter contre la fatigue liée à la maladie.

Les autres huiles essentielles à privilégier : HE d'eucalyptus radiata, HE de laurier noble

Mode d'emploi

•Déposez 2 gouttes d'HE de ravintsara sur la face interne des poignets. À renouveler 2 fois par jour. Vous pouvez également la prendre par voie interne : diluez 1 goutte d'HE de ravintsara dans 1 cuillerée de miel et laissez fondre dans la bouche. À renouveler après chaque repas.

•Autre solution : dans un petit flacon, diluez 10 gouttes HE d'eucalyptus radié + 10 gouttes d'HE de ravintsara + 10 gouttes d'HE de laurier noble + 100 ml d'huile végétale. Appliquez-en quelques gouttes en massage sur le thorax, 2 fois par jour.

•En inhalation : diluez 3 à 4 gouttes d'HE d'eucalyptus radiata dans un bol d'eau chaude. Placez votre visage au-dessus, posez un linge sur votre tête et inhalez ce mélange pendant quelques minutes.

Les conseils en plus

•La grippe est très contagieuse : restez au chaud dans votre chambre et évitez de contaminer toute votre famille !

•Pensez à désinfecter l'air de la chambre du malade. Pour cela, versez dans votre diffuseur 5 gouttes d'HE de ravintsara + 5 gouttes d'HE d'eucalyptus radié + 5 gouttes d'HE de citron et branchez-le pendant 10 minutes, 2 ou 3 fois par jour.

HÉMORROIDES

La crise hémorroïdaire se manifeste quand les veines situées à l'intérieur de l'anus se dilatent. Résultat : une sensation d'inconfort et de brûlure, des démangeaisons voire des saignements. Lorsque la douleur est intense, c'est le signe qu'un caillot s'est formé dans la veine. Le suivi d'un traitement médical est alors indispensable.

L'huile essentielle qu'il vous faut :

HE de cyprès toujours vert

Grâce à ses bienfaits sur la circulation, cette huile essentielle a des vertus anti-hémorroïdaires et décongestionnantes. Attention, elle est interdite pendant toute la durée de la grossesse mais aussi de l'allaitement.

Les autres huiles essentielles à privilégier : HE de géranium rosat, HE de lentisque pistachier

Mode d'emploi

•Diluez 2 gouttes d'HE de cyprès dans 1 cuillère à café de miel, à prendre matin et soir.

•Autre solution : appliquez 1 goutte d'HE de lentisque pistachier pure sur l'hémorroïde, après la toilette.

•Vous pouvez aussi composer votre mélange : dans un petit flacon, versez 10 gouttes d'HE de cyprès + 10 gouttes d'HE de géranium bourbon. Appliquez 2 gouttes de ce mélange sur la zone douloureuse, propre et sèche. À renouveler 3 fois par jour.

Les conseils en plus

•Ne restez pas assis toute la journée ! Si vous travaillez assis, faites des pauses et marchez.

•L'activité physique est la meilleure des préventions. À défaut de pratiquer un sport régulièrement, pensez à marcher au moins 30 minutes par jour.

•Surveillez votre alimentation en privilégiant les aliments riches en fibres (fruits et légumes et céréales notamment). Par contre, évitez les aliments gras, les épices et l'alcool. Buvez suffisamment d'eau.

•Le surpoids peut également être un facteur déclenchant.

HERPÈS LABIAL

Aussi appelé « bouton de fièvre », l'herpès labial se manifeste sous forme de crises de quelques jours avec l'apparition de vésicules autour de la bouche. Celles-ci provoquent des démangeaisons et des brûlures. Il est déclenché par un virus que les personnes atteintes portent, dans la plupart des cas, depuis l'enfance.

L'huile essentielle qu'il vous faut :
HE de tea-tree (arbre à thé)

Cette huile essentielle exerce une action complète. Antiseptique, elle désinfecte parfaitement la plaie. Antivirale et anti-infectieuse, elle lutte contre le virus à l'origine de l'herpès et renforce les défenses immunitaires permettant à l'organisme de lutter contre une nouvelle poussée.

Les autres huiles essentielles à privilégier : HE de ravintsara, HE de niaouli

Mode d'emploi

- Appliquez 1 goutte pure d'HE de tea-tree sur l'herpès. À renouveler au moins 5 fois par jour. Vous pouvez faire de même avec 1 goutte d'HE de niaouli (prudence toutefois si vous êtes enceinte) ou de ravintsara.

- Si cela pique trop, utilisez les huiles essentielles diluées. Par exemple, 2 gouttes d'HE de tea-tree dans 2 gouttes d'HE d'huile végétale (calendula, calophylle…).

- Dans un petit flacon, mélangez 1 cuillère à café d'huile végétale + 3 gouttes d'HE de tea-tree + 3 gouttes d'HE de ravintsara + 3 gouttes d'HE de niaouli. Appliquez 2 gouttes plusieurs fois par jour.

Les conseils en plus

- Agissez dès les premiers picotements. L'herpès labial est très contagieux : évitez d'embrasser d'autres personnes quand vous avez une crise.

- Il existe différents facteurs déclencheurs de la crise : le stress, la fatigue, l'exposition au soleil, les lèvres gercées, une mauvaise alimentation… Essayez d'en déterminer les origines pour prévenir les récidives.

- Si les crises sont très fréquentes ou durent plus d'une dizaine de jours, parlez-en à votre médecin.

HOQUET

Le hoquet est un réflexe respiratoire qui se caractérise par une succession de contractions du diaphragme et de resserrements de la glotte. La crise survient le plus souvent après un repas rapide et copieux, ou après l'absorption d'une boisson gazeuse, et disparaît normalement au bout de quelques minutes.

L'huile essentielle qu'il vous faut :

HE d'estragon

C'est un excellent antispasmodique, parfaitement indiqué en cas de crise de hoquet. De plus, cette huile essentielle est parfaite pour tous les troubles liés à la digestion.

Les autres huiles essentielles à privilégier : HE de basilic exotique, HE de petit grain bigarade

Mode d'emploi

•Déposez 1 goutte d'HE d'estragon sur un petit morceau de sucre ou un comprimé neutre. À renouveler en cas de besoin, 2 fois maximum par jour.

•Autre solution : dans un petit flacon, versez 10 ml d'huile végétale d'amande douce + 5 gouttes d'HE d'estragon + 3 gouttes d'HE de petit grain bigarade et mélangez bien. Quand vous avez une crise de hoquet, appliquez 2 ou 3 gouttes de ce mélange en massage.

Les conseils en plus

•Pour éviter le hoquet, n'avalez pas vos repas en 2 secondes. Prenez le temps de manger et surtout de bien mastiquer vos aliments !

•En complément, avalez un grand verre d'eau fraîche, d'un seul trait. C'est un remède de grand-mère qui fonctionne bien..

•Si le hoquet est très fréquent, ou si la crise dure plusieurs jours, n'hésitez pas à consulter un médecin, car il peut être le signe d'une maladie.

HYPERTENSION

C'est comme un état de stress permanent : la pression sanguine dans les artères est élevée même quand vous êtes au repos. Les conséquences sur la santé peuvent être graves : maladies cardio-vasculaires, insuffisance rénale, cécité... Heureusement l'hypertension n'est pas une fatalité. Grâce à une bonne hygiène de vie et des huiles essentielles, on peut faire baisser la pression !

L'huile essentielle qu'il vous faut :
HE de lavande officinale

Elle est parfaitement indiquée en cas de problèmes cardiaques et d'hypertension. Elle exerce une action calmante et déstressante, permettant ainsi de retrouver une tension artérielle correcte.

Les autres huiles essentielles à privilégier : HE d'ylang-ylang, HE de marjolaine, HE de verveine citronnée

Mode d'emploi

•Diluez 2 gouttes d'HE de lavande officinale dans 1 cuillère à café de miel. À prendre 3 fois par jour.

•Vous pouvez faire de même avec 1 goutte d'HE d'ylang-ylang. Autre solution : en déposer 1 goutte sur l'intérieur du poignet et respirer.

•En massage : déposez 2 gouttes d'HE de marjolaine sur la plante des pieds et massez.

•En diffusion dans la maison : versez 5 gouttes d'HE de lavande officinale + 5 gouttes d'HE d'ylang-ylang + 3 gouttes d'HE de verveine citronnée dans votre diffuseur et branchez-le pendant 5 minutes.

Les conseils en plus

•L'inactivité physique est l'ennemie de l'hypertension. À défaut de pratiquer un sport régulièrement, pensez à marcher au moins 30 minutes par jour. C'est un excellent anti-stress.

•Ayez une alimentation riche en fruits et légumes et poissons (notamment poissons gras). Et modérez au maximum votre consommation de sel !

•Bannissez l'alcool et le tabac..

INDIGESTION, DIGESTION DIFFICILE

Après le repas, vous avez l'impression que votre système digestif fonctionne au ralenti. Résultat : votre déjeuner vous pèse sur l'estomac pendant des heures et des heures ! Et c'est encore pire après un repas copieux, ou pendant les périodes de fêtes où tous les excès sont permis.

L'huile essentielle qu'il vous faut :

HE de citron

Elle stimule et purifie le système digestif. Son petit plus : elle permet de lutter contre les nausées souvent associées à une mauvaise digestion. De plus, elle rafraîchit l'haleine : idéal après le repas !

Les autres huiles essentielles à privilégier : HE de menthe poivrée, HE de pamplemousse, HE de sarriette des montagnes

Mode d'emploi

•Après le repas, déposez 1 goutte d'HE de citron sur un petit morceau de sucre ou un comprimé neutre et laissez-le fondre en bouche. À renouveler après chaque repas.

•Vous pouvez faire de même avec 1 goutte d'HE de pamplemousse ou 1 goutte d'HE de menthe poivrée (rappel : les HE de menthe sont interdites pendant la grossesse et l'allaitement).

•Vous pouvez aussi diluer 10 gouttes d'HE de citron + 10 gouttes d'HE de sarriette des montagnes dans un petit flacon. Absorbez 1 goutte de ce mélange sur un comprimé neutre ou un petit morceau de sucre, après le repas.

Les conseils en plus

•Pensez à bien mâcher les aliments et à prendre votre temps pour manger. Non au sandwich avalé en faisant du lèche-vitrines ! Accordez-vous une pause et prenez votre repas confortablement installé à table.

•Apprenez aussi à déstresser : le stress peut être l'une des causes d'une mauvaise digestion.

•Évitez les repas trop copieux et trop riches en graisses. Privilégiez les fruits et légumes, ainsi que les cuissons light (vapeur, étouffée...)..

INFECTION URINAIRE, CYSTITE

Elle est déclenchée par la prolifération de bactéries dans le système urinaire. La forme la plus courante d'infection urinaire est la cystite, qui est une inflammation de la vessie. Les symptômes : des brûlures en urinant et une envie constante de faire pipi. La consultation d'un médecin est indispensable : les huiles essentielles ne peuvent que compléter le traitement.

L'huile essentielle qu'il vous faut :

HE de santal blanc

En massage sur le bas-ventre ou par voie interne (attention à bien respecter les doses), cette huile essentielle soulage les troubles liés à l'appareil urinaire et notamment les infections.

Les autres huiles essentielles à privilégier : HE de sarriette des montagnes, HE de lavande officinale, HE de saro

Mode d'emploi

- Diluez 2 gouttes d'HE de santal blanc ou 1 goutte d'HE de sarriette dans 1 cuillère à café de miel. À prendre 3 fois par jour, après le repas.

- Autre solution : diluez 1 goutte d'HE de santal blanc + 1 goutte d'HE de lavande officinale dans 1 cuillère à café de miel. À avaler 3 fois par jour.

- Vous pouvez aussi utiliser les huiles essentielles en massage sur le bas-ventre. Comptez 2 gouttes d'HE de saro ou de santal blanc, à diluer dans ½ cuillère à café d'huile végétale.

Les conseils en plus

- Buvez beaucoup d'eau afin d'éliminer les bactéries : au moins 2 litres par jour d'eau minérale, de bouillons, de thé, de tisanes… Des études ont montré que le jus de cranberries (canneberges) pouvait également être efficace.

- Après avoir uriné, pour prévenir l'infection, essuyez-vous toujours de l'avant vers l'arrière.

- Avant et après les rapports sexuels, il est préférable de procéder à une petite toilette.

LUMBAGO

Plus connu sous le nom de « tour de rein », le lumbago est une crise aiguë de lombalgie, c'est-à-dire un mal de dos violent au niveau des reins. Résultat : on se retrouve complètement bloqué avec, en prime, une douleur intense. Il est le plus souvent provoqué par un faux mouvement, une mauvaise position ou un effort trop brusque.

L'huile essentielle qu'il vous faut :
HE de gaulthérie couchée

Grâce à ses propriétés anti-inflammatoires et antispasmodiques, elle apaise la douleur. Sa particularité : elle a une action chauffante bénéfique en cas de lumbago. Elle peut être appliquée pure sur la peau, en petite quantité et sur une petite zone. Mais, de manière générale, on l'emploie de préférence diluée car elle peut être irritante.

Les autres huiles essentielles à privilégier : HE d'hélichryse italienne, HE de menthe poivrée

Mode d'emploi

• Diluez 2 ou 3 gouttes d'HE de gaulthérie couchée dans 1 cuillère à soupe d'huile végétale (arnica par exemple) et massez tout doucement la zone endolorie avec quelques gouttes de ce mélange. À renouveler 3 fois par jour.

• Vous pouvez également composer votre propre mélange avec 1 cuillère à soupe d'huile d'arnica + 1 goutte d'HE de gaulthérie couchée + 1 goutte d'HE d'hélichryse italienne (anti-coups) + 1 goutte d'HE de menthe poivrée (rafraîchissante et légèrement anesthésiante).

Les conseils en plus

• Pour soulager, rien de tel que le froid… et le chaud. Le premier a un effet anesthésiant immédiat : dès que la douleur arrive, appliquez une poche de glace. Ensuite, misez sur les massages et un bain chaud.

• Si vous êtes sujet aux lumbagos, évitez de porter des choses trop lourdes.

• Une activité physique régulière peut permettre d'éviter les récidives. Faites quelques étirements quotidiens et prenez soin de votre dos !

MALADIE DE RAYNAUD

Dès qu'il fait froid, vos pieds et vos mains gèlent littéralement. Vos doigts sont froids, deviennent bleus, voire tout blancs : le sang ne passe plus. C'est ce qu'on appelle le syndrome ou la maladie de Raynaud. Ce trouble de la circulation sanguine résulte d'une vasoconstriction excessive (resserrement des petites artères situées sous la peau pour maintenir la température du corps).

L'huile essentielle qu'il vous faut :

HE d'hélichryse italienne

Grâce à ses vertus décongestionnantes, cette huile essentielle est parfaitement indiquée pour stimuler la circulation sanguine, en cas de syndrome de Raynaud mais aussi de varices ou de phlébite. Elle ne doit pas être utilisée pendant la grossesse et l'allaitement.

L'autre huile essentielle à privilégier : HE de cyprès toujours vert

Mode d'emploi

•Versez 2 gouttes d'HE d'hélichryse italienne sur l'extrémité de vos doigts de main et/ou de pieds et massez-les tout doucement. À faire matin et soir, en prévention pendant les périodes « critiques » (en hiver).

•Vous pouvez faire de même avec 2 gouttes d'HE de cyprès toujours vert (ne pas utiliser pendant la grossesse).

Les conseils en plus

•On ne guérit pas de la maladie de Raynaud, mais on peut en atténuer les crises en adoptant quelques réflexes simples, comme celui de s'habiller chaudement en hiver, de mettre des gants et des chaussettes chaudes mais aussi un bonnet. C'est par les extrémités que l'on prend froid !

•En cas de crise, mettez-vous au chaud et bougez les mains et les pieds afin de rétablir la circulation, en les frictionnant. Ne passez surtout pas vos mains sous l'eau chaude !

•Évitez les changements brusques de températures, été comme hiver.

•Pratiquez une activité physique régulière : c'est essentiel pour stimuler la circulation.

MAL À LA GORGE, ANGINE

Votre gorge pique, elle est rouge, vous avez des difficultés à avaler, voire les ganglions enflés et douloureux ? N'attendez pas pour réagir car ce mal de gorge, bénin au début, peut se transformer en angine s'il n'est pas soigné à temps.

L'huile essentielle qu'il vous faut :

HE de thym à thujanol

Elle empêche le développement des virus et des bactéries à l'origine du mal de gorge, tout en stimulant l'immunité. Attention : ne confondez pas l'huile essentielle de thym à thujanol avec les autres huiles essentielles de thym (thym à linalol et thym à thymol), qui n'ont pas les mêmes modes d'utilisation.

L'autre huile essentielle à privilégier : HE de tea-tree (arbre à thé), HE de niaouli

Mode d'emploi

•Diluez 1 goutte d'HE de thym à thujanol dans 1 cuillère à café de miel. Laissez fondre dans la bouche. À renouveler 4 fois par jour environ, pendant 2 jours maximum. Si vous n'êtes pas guéri au bout de ces 2 jours, n'hésitez pas à consulter un médecin !

•Vous pouvez remplacer l'HE de thym à thujanol par l'HE de tea-tree. Mais attention : son goût est vraiment désagréable !

•Autre solution : mélangez 2 gouttes d'huile végétale (amande douce par exemple) + 1 goutte d'HE de thym à thujanol + 1 goutte d'HE de tea-tree + 1 goutte d'HE de niaouli. Appliquez 1 ou 2 gouttes de ce mélange sur la gorge, en massant légèrement.

Les conseils en plus

•Adoptez la bonne vieille méthode du jus de citron chaud : dans un mug d'eau chaude, ajoutez le jus de ½ citron et 1 cuillère à soupe de miel. C'est efficace... et délicieux ! Pour le grog, il suffira d'ajouter 1 cuillère à café de rhum.

•Couvrez votre gorge pour sortir !

MAL À LA TÊTE, MIGRAINE

Un « simple » mal de tête peut avoir des origines très différentes : rhume, tension musculaire, anxiété, stress, fatigue... La migraine, elle, peut se prolonger jusqu'à 3 jours et les crises se répéter plusieurs fois par mois. Elle se caractérise par une douleur localisée d'un seul côté et s'accompagne le plus souvent de nausées, d'une grande fatigue et d'une intolérance à la lumière et au bruit.

L'huile essentielle qu'il vous faut :

HE de menthe poivrée

Grâce à son effet réfrigérant, elle soulage immédiatement la douleur. Elle agit également contre les autres symptômes de la migraine : nausées, fatigue... Attention, elle est interdite pendant la grossesse et l'allaitement.

L'autre huile essentielle à privilégier : HE de lavande aspic

Mode d'emploi

•Déposez 1 goutte d'HE de menthe poivrée sur votre doigt et appliquez-le sur vos tempes, en massant légèrement. Attention, veillez à ne pas déposer l'HE trop près des yeux... ou à vous frotter les yeux après application ! Vous pouvez renouveler cette opération toutes les heures, si nécessaire.

•Vous pouvez aussi la prendre par voie orale : 1 goutte d'HE de menthe poivrée sur 1 morceau de sucre.

•Autre solution : diluez 4 gouttes d'HE de lavande aspic + 4 gouttes d'HE de menthe poivrée dans 10 gouttes d'huile d'amande douce. Appliquez quelques gouttes de ce mélange sur les tempes, loin des yeux.

Les conseils en plus

•N'attendez pas que le mal s'installe pour agir : plus vous l'attaquez tôt, plus votre mal de tête aura des chances de disparaître.

•Prenez l'air, ouvrez les fenêtres ou allez faire un petit tour à l'extérieur et respirez profondément.

•Le froid marche bien aussi : posez un gant de toilette imbibé d'eau froide sur votre tête ou, mieux, un sac rempli de glaçons.

•N'oubliez pas de vous hydrater, mais oubliez l'alcool et les boissons trop sucrées.

MAL DES TRANSPORTS

Être malade lors des trajets en voiture, ce n'est pas réservé qu'aux enfants ! Mal au cœur, nausées et vomissements sont aussi le lot de certains adultes. Ce trouble bénin mais très désagréable peut aussi frapper lors de transports en bateau, en avion ou en train. Pour éviter que le voyage ne se transforme en cauchemar, misez sur les huiles essentielles.

L'huile essentielle qu'il vous faut :

HE de gingembre

C'est le remède indispensable en cas de nausées liées aux transports. Pour les enfants par contre, privilégiez l'huile essentielle de citron ou d'estragon.

Les autres huiles essentielles à privilégier : HE de basilic exotique, HE de menthe poivrée, HE de muscade, HE de citron

Mode d'emploi

• En voiture, ouvrez le flacon d'HE de gingembre et respirez l'huile essentielle dès que le besoin s'en fait sentir.

• Vous pouvez également déposer 1 goutte d'HE de gingembre (ou menthe poivrée ou muscade ou basilic exotique ou estragon) sur un petit sucre et le laisser fondre dans la bouche avant le départ. Renouvelez 1 fois si nécessaire.

• Autre solution : appliquer 1 goutte d'HE de menthe poivrée sur le poignet et respirez régulièrement. Attention, cette huile essentielle est interdite pendant la grossesse et l'allaitement.

Les conseils en plus

• Mangez avant le départ mais évitez les repas trop copieux, ainsi que l'alcool.

• Pensez à vous arrêter toutes les 2 heures afin de prendre l'air.

• Buvez régulièrement de l'eau.

• En voiture : rien de tel pour éviter le mal des transports que... de prendre le volant. Vous pouvez également vous mettre à la place du passager. Si vous êtes à l'arrière, évitez de lire ou de regarder un DVD : admirez plutôt l'horizon !

MAUVAISE CIRCULATION

Les troubles de la circulation prennent plusieurs formes : crampes nocturnes, gonflement des chevilles, sensation de fatigue dans les jambes (jambes lourdes), fourmillements, varices... Il est important de les traiter car ils peuvent se transformer en phlébite, œdèmes...

L'huile essentielle qu'il vous faut :

HE de cyprès toujours vert

En fluidifiant le sang, elle améliore la circulation veineuse et lymphatique. Elle est également recommandée dans le traitement des varicosités, ces petits vaisseaux qui apparaissent sur les jambes. Attention cependant, elle est interdite pendant toute la durée de la grossesse et de l'allaitement.

Les autres huiles essentielles à privilégier : HE de ciste ladanifère, HE de lentisque pistachier, HE d'hélichryse italienne, HE de menthe poivrée

Mode d'emploi

•Diluez 1 goutte d'HE de cyprès toujours vert dans 2 gouttes d'huile végétale (de préférence huile de calophylle, la meilleure pour favoriser la circulation sanguine). Massez les jambes 2 fois par jour.

•Vous pouvez la remplacer par 1 goutte d'HE de ciste ladanifère, diluée dans 2 gouttes d'huile de calophylle.

•Une idée de mélange : dans un petit flacon, versez 2 cuillères à soupe d'huile végétale de calophylle + 1 goutte d'HE de lentisque pistachier + 1 goutte d'HE d'hélichryse italienne + 1 goutte d'HE de cyprès toujours vert + 1 goutte d'HE de menthe poivrée.

Les conseils en plus

•Pour les massages, appliquez votre huile en remontant des chevilles vers le haut des cuisses. Ou des poignets vers les épaules.

•La marche est la meilleure activité physique pour prévenir les jambes lourdes. Faites-en au moins 30 minutes par jour.

•Si vous travaillez dans un bureau, évitez de rester trop longtemps assis. Si vous travaillez debout, pensez à vous asseoir régulièrement.

MAUVAISE HALEINE

Les responsables de l'halitose – c'est le nom médical de la mauvaise haleine –, ce sont les bactéries qui prolifèrent dans la bouche. Si elle n'est pas forcément très gênante au réveil (sauf pour votre partenaire), elle l'est beaucoup plus dans la journée. Pour y remédier, une bonne hygiène dentaire est évidemment indispensable.

L'huile essentielle qu'il vous faut :

HE de menthe poivrée

Non seulement elle tue les bactéries à l'origine de la mauvaise haleine, mais elle a aussi un effet rafraîchissant imparable. Un grand coup de frais après le repas, qui permet également, au passage, de stimuler la digestion !

Les autres huiles essentielles à privilégier : HE d'estragon, HE de basilic exotique, HE de pamplemousse, HE de bergamote

Mode d'emploi

•Après chaque lavage de dents (idéalement 3 fois par jour), prenez l'habitude de faire un bain de bouche avec 1 goutte d'HE de menthe poivrée diluée dans 1 petit verre d'eau tiède. N'oubliez pas de recracher !

•Vous pouvez également utiliser, de la même façon, les huiles essentielles citées ci-dessus, en fonction de vos goûts. Toute ont une action rafraîchissante et assainissante.

Les conseils en plus

•Ne fumez pas : c'est très mauvais pour l'haleine !

•Oubliez l'alcool et le café en fin de repas. Préférez le thé vert ou, pourquoi, pas une infusion.

•Évitez les aliments réputés pour donner mauvaise haleine, comme l'ail ou l'oignon.

•N'oubliez pas de vous laver les dents après chaque repas... et de brosser aussi votre langue, où se logent de nombreuses bactéries !

•Dans certains cas, l'halitose peut être liée à un problème digestif ou à une infection buccale (caries, aphtes...). N'hésitez pas à en parler à votre médecin si le trouble persiste.

NAUSÉE, VOMISSEMENT

Repas trop copieux, migraine, intoxication alimentaire, mal des transports, gastroentérite, grossesse... on peut avoir la nausée pour de multiples raisons. Pour soulager cette sensation désagréable, les huiles essentielles ont démontré toute leur efficacité.

L'huile essentielle qu'il vous faut :

HE de menthe poivrée

Elle draine toute la sphère digestive pour détoxifier l'organisme, aide à digérer et à lutter contre les vomissements. De plus, elle a un effet rafraîchissant agréable quand on se sent nauséeux. Attention, cette huile essentielle ne doit pas être employée pendant la grossesse. Préférez l'une des HE citées ci-dessous.

Les autres huiles essentielles à privilégier : HE de citron, HE de gingembre, HE de camomille romaine, HE de lavande officinale, HE de basilic exotique

Mode d'emploi

•Déposez 2 gouttes d'HE de menthe poivrée sur un petit morceau de sucre et laissez fondre dans la bouche. À renouveler autant que nécessaire (maximum 5 à 6 fois par jour).

•Vous pouvez également respirer directement l'huile essentielle au flacon ou en déposer 1 goutte sur la face interne du poignet.

•Si vous n'aimez pas la menthe, ou si vous souffrez de nausées liées à la grossesse, utilisez l'une des huiles essentielles citées ci-dessus. Déposez 1 goutte sur un petit sucre ou 1 goutte directement sous la langue.

Les conseils en plus

•Avant toute chose, identifiez l'origine de vos nausées : cela vous permettra de les traiter plus efficacement.

•Si vos nausées sont d'origine alimentaire, veillez à limiter les aliments trop riches et les repas trop copieux.

•Les nausées de grossesse peuvent être soulagées par le gingembre : c'est prouvé scientifiquement. N'hésitez pas à en saupoudrer vos plats !

OTITE

L'otite est une inflammation de l'oreille. Elle peut être déclenchée par un rhume, une infection des voies respiratoires, un traumatisme, la baignade... Elle touche majoritairement les enfants, mais les adultes ne sont pas épargnés.

L'huile essentielle qu'il vous faut :

HE d'eucalyptus radiata

Antibactérien et antiviral puissant, cette huile essentielle traite parfaitement les affections de la sphère ORL et toutes les maladies de l'hiver, en stimulant le système immunitaire. Attention : il existe plusieurs sortes d'huiles essentielles d'eucalyptus. Veillez à bien choisir l'eucalyptus radié ou eucalyptus radiata.

Les autres huiles essentielles à privilégier : HE de niaouli, HE de lavande officinale

Mode d'emploi

•Appliquez 1 goutte pure d'HE d'eucalyptus radiata en massage autour de l'oreille, 3 fois par jour.

•Vous pouvez aussi utiliser ce mélange : 1 goutte d'HE d'eucalyptus radiata + 1 goutte d'HE de lavande officinale + 1 goutte d'HE de niaouli + 1 cuillère à café d'huile végétale. Appliquez-en 2 gouttes en massage autour de l'oreille.

•En complément, si l'otite est associée à un rhume : déposez 5 gouttes d'HE de niaouli sur un mouchoir propre et respirez régulièrement. À ne pas faire pendant la grossesse.

Les conseils en plus

•Petit rappel : les dosages indiqués sont réservés aux adultes.

•L'otite nécessite une consultation chez le médecin. Lui seul peut confirmer (ou infirmer) le diagnostic et, le cas échéant, prescrire un traitement adapté à votre type d'otite : externe, moyenne ou séreuse.

•La chaleur peut soulager la douleur : posez sur votre oreille une bouillotte, un linge chaud et sec...

•Évitez, dans la mesure du possible, les traumatismes de l'oreille : baignade sous l'eau (utilisez des bouchons), plongée sous-marine, avion...

PIED D'ATHLÈTE (MYCOSE)

Cette infection, qui atteint souvent les sportifs (d'où son nom !), se développe le plus souvent entre les orteils. Elle est due à un champignon que l'on attrape en marchant pieds nus dans un lieu public. Résultat : des petites peaux blanches apparaissent, la peau se fendille, démange, brûle… et une odeur désagréable se dégage.

L'huile essentielle qu'il vous faut :

HE de tea-tree (arbre à thé)

Grâce à ses propriétés antifongiques, elle est très efficace contre les champignons à l'origine de la mycose. De plus, elle renforce les défenses de la peau, lui permettant de lutter plus efficacement contre les récidives.

Les autres huiles essentielles à privilégier : HE de saro, HE de laurier noble, HE d'origan compact

Mode d'emploi

•Posez 1 goutte d'HE d'arbre à thé pure sur la zone concernée, 2 à 3 fois par jour, sur une peau propre et sèche. Renouvelez jusqu'à guérison totale.

•Vous pouvez aussi utiliser, de la même façon, l'HE de saro.

•En bain de pieds : mélangez 2 gouttes d'HE de laurier noble + 2 gouttes d'HE d'origan compact + 2 gouttes d'HE de tea-tree dans 1 cuillère à soupe d'huile végétale ou de base pour le bain. Versez dans une petite bassine remplie d'eau tiède. Plongez-y vos pieds

Les conseils en plus

•Ne marchez jamais pieds nus dans les vestiaires ou à la piscine : pensez aux claquettes en plastique.

•Ne partagez pas votre serviette de toilette avec une personne touchée par une mycose : c'est très contagieux !

•Après le bain ou la douche, pensez à bien sécher vos pieds avec une serviette, particulièrement entre les orteils.

PIQÛRE D'INSECTE

Moustiques, guêpes et autres araignées adorent nous dévorer la peau. Heureusement, la plupart du temps, ces piqûres sont bénignes, même si elles peuvent s'accompagner de démangeaisons. Grâce aux huiles essentielles, vous pouvez non seulement éviter ces piqûres mais aussi les soulager.

L'huile essentielle qu'il vous faut :

HE de lavande aspic

Son action est complète : anti-allergique et anti-douleur, elle calme les démangeaisons et les brûlures dues à la piqûre. De plus, elle accélère la cicatrisation et désinfecte parfaitement la peau. L'été, ne vous séparez jamais de votre petit flacon d'huile essentielle de lavande aspic !

Les autres huiles essentielles à privilégier : HE de camomille matricaire, HE de citronnelle

Mode d'emploi

•Appliquez 1 goutte pure d'HE de lavande aspic sur la zone concernée, le plus rapidement possible après la piqûre. Renouvelez toutes les 10-15 minutes pendant 1 heure environ, ce sera plus efficace.

•Pour soulager les démangeaisons : mélangez 5 gouttes d'HE de camomille matricaire dans 1 cuillère à café d'huile végétale et massez la zone concernée.

•Pour empêcher les piqûres, déposez 1 goutte d'HE de citronnelle sur les zones les plus « exposées » (jambes, bras). Vous pouvez aussi utiliser cette HE en diffusion pour éloigner les insectes.

Les conseils en plus

•Si la piqûre est localisée à la gorge, si elle provoque un œdème, un trouble de la respiration ou de la fièvre, consultez en urgence un spécialiste. Idem si vous êtes allergique !

•Dans les zones « à risques », sortez couvert : tee-shirt à manches longues, pantalon long, chaussettes qui remontent bien haut...

•Évitez d'attirer les moustiques en laissant la fenêtre ouverte ou la lumière allumée... Et évitez de titiller les guêpes en essayant de les chasser.

POUX

C'est la phobie des parents qui ont des enfants à l'école ! Oubliez les produits chimiques agressifs (et inefficaces) et misez sur les huiles essentielles, qui agissent de manière complète : en prévention, pour faire fuir ces petites bêtes, et en traitement, pour les déloger une fois pour toutes.

L'huile essentielle qu'il vous faut : **HE de lavandin super**

La lavande, et notamment le lavandin, est un anti-poux naturel très efficace. En plus, cette huile essentielle apaise les démangeaisons et parfume délicatement les cheveux des enfants. Comme elle est très douce, il n'y a aucun risque d'allergie ou d'irritation.

L'autre huile essentielle à privilégier : HE de lavande officinale

Mode d'emploi

•En prévention : chaque matin, déposez 1 ou 2 gouttes d'HE de lavandin super sur la nuque de votre enfant, à la base des cheveux. Vous pouvez faire de même avec 1 ou 2 gouttes d'HE de lavande officinale.

•En complément, lors du lavage des cheveux, ajoutez 2 gouttes d'HE de lavandin super dans la dose de shampooing et massez en prenant garde à ce que le produit ne coule pas dans les yeux.

Les conseils en plus

•Au premier signe suspect – des grattements par exemple –, réagissez !

•Veillez à inspecter régulièrement la tête de vos enfants à la recherche d'éventuelles lentes (œufs de poux). Leurs zones de prédilection : à la limite du cou et derrières les oreilles.

•Faites comprendre à votre enfant qu'il ne doit pas échanger son bonnet avec celui de ses petits camarades.

•En cas d'attaque, pensez à désinfecter tous les objets et les linges ayant pu être en contact avec la tête de votre enfant : drap, oreiller, coussins, bonnets...

RÈGLES DOULOUREUSES

Pendant les règles (et même un peu avant leur apparition), certaines femmes souffrent de symptômes désagréables : mal au ventre, crampes abdominales, mal aux reins voire maux de tête ou malaise. Les médecins parlent alors de dysménorrhée. Rien de grave dans tout cela, si ce n'est une gêne et un inconfort bien réels.

L'huile essentielle qu'il vous faut :

HE de camomille matricaire

C'est un anti-inflammatoire et un antispasmodique puissant. Elle calme les douleurs liées aux règles. De plus, elle a un effet déstressant et apaisant, qui prépare au sommeil. Utilisez-la donc de préférence le soir avant d'aller vous coucher.

Les autres huiles essentielles à privilégier : HE d'estragon, HE de cyprès toujours vert

Mode d'emploi

- Mélangez 2 gouttes d'HE de camomille matricaire dans ½ cuillère à café d'huile végétale (amande douce par exemple). Massez-vous le bas-ventre tout doucement. À appliquer de préférence le soir avant et pendant les règles.

- Vous pouvez utiliser 2 gouttes d'HE de cyprès dans ½ cuillère à soupe d'huile végétale.

- Autre solution : déposez 1 goutte d'HE d'estragon sous la langue + 1 goutte sur le bas-ventre, en massant légèrement.

Les conseils en plus

- En tisane, la camomille est également efficace : ne vous en privez pas !
- Le stress augmente les douleurs : apprenez à vous détendre. Allongez-vous avec un coussin chauffant dans le dos ou sur le bas-ventre, prenez une douche ou un bain, restez allongée…
- La consommation d'alcool et de tabac pendant les règles est déconseillée.
- Vérifiez que vous ne souffrez pas d'une carence en vitamine C, en magnésium ou en vitamine B6.
- Si les douleurs sont vraiment intenses, parlez-en avec votre gynécologue.

RHUME

L'hiver, les rhumes sont courants. Écoulement nasal, éternuements, difficultés à respirer, mal à la gorge voire fièvre et fatigue en sont les symptômes. Ils sont dus à des virus, qui se transmettent très facilement d'une personne à l'autre. Les soigner est indispensable pour éviter qu'ils ne se transforment en bronchite, otite ou sinusite.

L'huile essentielle qu'il vous faut :
HE d'eucalyptus radiata

C'est l'un des antiseptiques les plus efficaces ! Cette huile essentielle est préconisée pour soulager toutes les maladies hivernales car elle dégage les voies respiratoires, favorise l'expectoration et combat les virus. C'est aussi un excellent stimulant des défenses immunitaires.

Les autres huiles essentielles à privilégier : HE de niaouli, HE de sapin baumier, HE de saro, HE de ravintsara

Mode d'emploi

•Déposez 1 goutte d'HE d'eucalyptus radié sur un petit sucre. À prendre après chaque repas. En complément, vous pouvez aussi verser 2 gouttes d'HE d'eucalyptus radié sur un mouchoir et respirer plusieurs fois par jour.

•Si vous avez le nez bouché, versez 4 gouttes d'HE de niaouli sur un mouchoir et respirez plusieurs fois par jour (à ne pas faire pendant la grossesse et l'allaitement).

•Vous pouvez faire de même avec 2 gouttes d'HE de saro ou 2 gouttes d'HE de ravintsara.

•Vous pouvez également faire des inhalations avec 10 gouttes d'HE de sapin baumier diluées dans un grand bol d'eau chaude, matin et soir. À ne pas faire pendant la grossesse et l'allaitement.

Les conseils en plus

•Le rhume est très contagieux. En période d'épidémie, pensez à vous protéger en vous lavant les mains régulièrement afin d'éviter la dispersion des virus.

•L'hiver, couvrez-vous suffisamment.

•Stimulez vos défenses immunitaires en consommant beaucoup d'aliments riches en vitamine C.

RHUME DES FOINS, ALLERGIE

Dès que le printemps arrive, c'est l'enfer ! Vous éternuez, vous vous mouchez, vous pleurez... Ce sont les symptômes d'une allergie saisonnière. Les responsables : les pollens. Cette allergie peut se transformer en asthme ou en sinusite si elle n'est pas soignée. Idem pour les autres types d'allergie respiratoire (acariens, poussière).

L'huile essentielle qu'il vous faut :

HE d'estragon

Cette huile essentielle a une action anti-histaminique, c'est-à-dire qu'elle agit sur toutes les manifestations allergiques. Elle soulage immédiatement lors d'une crise et peut même être efficace de manière préventive.

Les autres huiles essentielles à privilégier : HE de niaouli, HE de camomille matricaire

Mode d'emploi

•Déposez 2 gouttes d'HE d'estragon sur un petit sucre. À prendre après chaque repas pendant 2 à 3 jours.

•Sur un mouchoir, déposez 2 gouttes d'HE d'estragon + 2 gouttes d'HE de niaouli + 1 goutte d'HE de camomille matricaire. Respirez 3 à 4 fois par jour. À ne pas faire pendant la grossesse.

•Vous pouvez également assainir l'air intérieur de votre maison, en diffusant un mélange de 15 gouttes d'HE d'estragon + 5 gouttes d'HE de niaouli. À ne pas faire pendant la grossesse.

Les conseils en plus

•Pour éliminer les sources d'allergie aux acariens ou à la poussière, la seule prévention efficace reste un ménage régulier. Passez l'aspirateur au moins 2 fois par semaine, aérez régulièrement votre literie, faites les poussières...

•Renouveler l'air intérieur est également indispensable. Ouvrez grand les fenêtres pendant au moins 10 minutes par jour... de préférence le matin car les pollens sont moins présents dans l'air.

•Si vous souffrez d'allergie aux graminées, évitez les balades dans les parcs ou à la campagne. Une évidence toujours bonne à rappeler !

SINUSITE

C'est une inflammation des sinus, suite à un rhume le plus souvent. Le mucus n'est pas drainé correctement et des microbes se développent dans ces petites cavités. Résultat : une sensation de pression au niveau du front. Quand les crises se répètent et durent au-delà de 4 semaines, on parle alors de sinusite chronique. Celle-ci est liée à une allergie, au tabagisme, à une baisse du système immunitaire…

L'huile essentielle qu'il vous faut :

HE d'eucalyptus radiata

Elle est excellente pour l'hygiène des voies respiratoires. En aidant à fluidifier les sécrétions, elle dégage le nez et décongestionne les sinus. Elle exerce également une action stimulante sur le système immunitaire.

Les autres huiles essentielles à privilégier : HE de lavande officinale, HE de niaouli

Mode d'emploi

•Versez 2 gouttes d'HE d'eucalyptus radié sur un mouchoir et respirez 3 à 4 fois par jour.

•En inhalation, c'est aussi très efficace. Versez 4 gouttes d'HE d'eucalyptus radié dans un bol d'eau chaude, couvrez votre tête d'une serviette et respirez les vapeurs pendant quelques minutes.

•Autre solution : dans 1 cuillère à café d'huile végétale, versez 2 gouttes d'HE d'eucalyptus radié + 2 gouttes d'HE de lavande officinale + 2 gouttes d'HE de niaouli. Appliquez 2 ou 3 gouttes de ce mélange sur le front, en massant doucement.

Les conseils en plus

•La sinusite est souvent la conséquence d'un rhume ou d'une allergie. Mieux vaut soigner ces troubles avant qu'ils ne se transforment en sinusite.

•Agissez dès les premiers symptômes. Si les huiles essentielles ne fonctionnent pas, consultez.

•Le tabac peut aggraver l'inflammation des sinus. Arrêtez de fumer et/ou évitez les lieux enfumés.

TOUX GRASSE

La toux grasse s'accompagne d'expectorations : par ce biais, l'organisme évacue les microbes qui obstruent les voies respiratoires et le rendent malade (grippe, rhume, bronchite...). Il ne faut donc surtout pas la stopper, mais la faciliter en fluidifiant ces sécrétions.

L'huile essentielle qu'il vous faut :

HE de myrte

Grâce à ses propriétés expectorantes, elle facilite la toux et l'évacuation du mucus. De plus, elle a des vertus antiseptiques, très utiles pour lutter contre les microbes et stopper l'infection. Légèrement apaisante, elle permet également de favoriser le sommeil.

Les autres huiles essentielles à privilégier : HE d'inule odorante, HE de ravintsara, HE de niaouli

Mode d'emploi

•Diluez 2 gouttes d'HE de myrte dans 1 petite cuillerée de miel et avalez. À prendre 3 à 4 fois par jour.

•Vous pouvez aussi utiliser le mélange suivant, en massage : 4 cuillères à soupe d'huile d'amande douce + 4 gouttes d'HE de ravintsara + 2 gouttes d'HE de niaouli + 1 goutte d'HE d'inule odorante. Appliquez-en quelques gouttes sur le plexus solaire et dans

•En cas de toux infectée : diluez 10 gouttes d'HE de ravintsara dans 2 cuillères à soupe d'huile végétale. Appliquez quelques gouttes de ce mélange sur le plexus solaire en massant.

Les conseils en plus

•Ne prenez surtout pas de médicaments pour arrêter de tousser (antitussifs) : seule l'expectoration du mucus (et donc la toux) vous permettra de guérir.

•Si la toux vous empêche de dormir, pensez à surélever votre oreiller et à utiliser un humidificateur d'air qui vous aidera à mieux respirer.

•Si la toux dure plusieurs semaines, consultez un médecin : il s'agit peut-être d'une bronchite chronique.

TOUX SÈCHE

C'est une toux d'irritation, sans mucus, contrairement à la toux grasse qui « produit » des expectorations. On l'appelle aussi trachéite. Elle peut être due à une allergie, au tabac mais aussi à un rhume ou à une sinusite. Il est important de ne pas la traiter à la légère car elle peut parfois se transformer en toux grasse.

L'huile essentielle qu'il vous faut :

HE de cyprès toujours vert

Elle a des propriétés antitussives. Elle apaise l'irritation, rafraîchit et stoppe la toux. Attention toutefois, cette huile essentielle est interdite pendant toute la durée de la grossesse et de l'allaitement.

Les autres huiles essentielles à privilégier : HE de myrte, HE de pin sylvestre

Mode d'emploi

•Diluez 1 goutte d'HE de cyprès dans 1 cuillère à café de miel et avalez. À renouveler 3 ou 4 fois par jour.

•Vous pouvez également faire des inhalations : versez 2 ou 3 gouttes d'HE de pin sylvestre dans un grand bol d'eau chaude. Posez une serviette sur votre tête et respirez les vapeurs profondément pendant 1 ou 2 minutes.

•L'huile essentielle de myrte s'avère efficace dans les toux liées au tabagisme : respirez-la directement au flacon, pendant quelques secondes. Elle peut même inciter certains fumeurs à renoncer à leur cigarette !

Les conseils en plus

•Évitez les atmosphères enfumées et polluées.

•L'air intérieur de votre maison ne doit pas être trop sec. Si c'est le cas, utilisez un humidificateur.

•Pensez à bien vous hydrater, tout au long de la journée.

•Pour soulager l'irritation, rien de tel qu'une cuillère de miel, à laisser couler tout doucement dans la gorge.

•Si vous toussez fréquemment, cela peut être lié à une allergie, parlez-en à votre médecin.

URTICAIRE

Cette irritation de la peau se manifeste par des plaques rouges qui ressemblent à des piqûres d'orties. Parmi les causes : une allergie au pollen ou aux poussières, une réaction à un médicament ou à un aliment, une piqûre d'insecte, une allergie de contact... La crise dure en général de quelques heures à plusieurs semaines.

L'huile essentielle qu'il vous faut :

HE de lavande aspic

Elle apaise les démangeaisons et les sensations de brûlures grâce à ses propriétés anti-douleur. Ce qui la rend incontournable pour soigner divers problèmes dermatologiques. Elle peut être appliquée pure sur la peau, à raison de 1 goutte ou 2 au maximum.

Les autres huiles essentielles à privilégier : HE de lavande officinale, HE de camomille romaine, HE de géranium rosat

Mode d'emploi

•Déposez 2 gouttes d'HE de lavande aspic (ou de lavande officinale) sur la zone touchée. Si celle-ci est étendue, diluez l'huile essentielle dans une huile végétale : 10 gouttes d'HE dans 1 cuillère à café d'huile de calendula par exemple.

•Autre solution : le bain apaisant. Diluez 2 gouttes d'HE de camomille romaine + 2 gouttes d'HE de géranium rosat + 2 gouttes d'HE de lavande officinale dans 1 cuillère à soupe d'huile végétale ou de base pour le bain.

Les conseils en plus

•Le froid peut soulager les démangeaisons : appliquez une poche de glace pendant quelques minutes par exemple.

•Si l'urticaire est d'origine allergique (aliment, médicament ou autre), il est important d'en identifier la cause afin d'éviter d'être à nouveau exposé à cet allergène.

•Si les crises se répètent souvent, si l'urticaire est étendu ou qu'il touche le visage, consultez un médecin.

VARICES

Elles sont la conséquence d'une insuffisance veineuse : le sang a du mal à remonter vers le cœur. Résultat : la veine se dilate, se déforme et devient bleue. Les premiers symptômes sont des fourmillements, une sensation de jambes lourdes, des crampes nocturnes... Ces déformations veineuses ne peuvent pas être « guéries » mais on peut soulager les symptômes et prévenir l'apparition d'autres varices.

L'huile essentielle qu'il vous faut :

HE de lentisque pistachier

Elle a des propriétés décongestionnantes et circulatoires : elle stimule la circulation du sang et, par conséquent, soulage la sensation de jambes lourdes.

Les autres huiles essentielles à privilégier : HE d'hélichryse italienne, HE de niaouli, HE de cyprès toujours vert

Mode d'emploi

•Appliquez 2 gouttes d'HE de lentisque pistachier pure sur la veine, en remontant de la cheville au genou. À faire 2 à 3 fois par jour.

•Vous pouvez également masser vos jambes avec le mélange suivant : 1 goutte d'HE de lentisque pistachier + 1 goutte d'HE d'hélichryse italienne + 2 gouttes d'HE de niaouli + 3 gouttes d'HE de cyprès toujours vert dans 1 cuillère à café d'huile végétale.

Les conseils en plus

•Un minimum d'activité physique est indispensable : marchez au moins 30 minutes à 1 heure par jour. Si vous travaillez assis, pensez à vous dégourdir les jambes régulièrement.

•Dormir avec les jambes surélevées facilite le retour veineux et peut aider à prévenir les crampes nocturnes souvent associées.

•Évitez l'alcool et le tabac.

•Veillez à avoir une alimentation riche en fibres mais pauvre en sel.

•Évitez les talons trop hauts et les vêtements trop serrés.

VERRUE

Contrairement à ce que l'on pourrait croire, les verrues ne sont pas dues à un champignon... mais à un virus ! Elles apparaissent le plus souvent sur les pieds ou les doigts et sont très contagieuses, notamment par contact. La plupart disparaissent sans traitement en quelques mois, mais on peut les aider à guérir plus vite grâce aux huiles essentielles.

L'huile essentielle qu'il vous faut :

HE de sarriette des montagnes

Grâce à ses propriétés anti-virales, elle combat le virus à l'origine de la verrue.

Les autres huiles essentielles à privilégier : HE de tea-tree, HE de cannelle, HE de citron, HE de mandarine

Mode d'emploi

- Matin et soir, appliquez 1 goutte d'HE de sarriette des montagnes pure sur la verrue, à l'aide d'un coton-tige. Recouvrez d'un petit pansement. À renouveler jusqu'à disparition complète (cela peut être très long).

- Vous pouvez faire de même avec 1 goutte d'HE de tea-tree.

- Vous pouvez aussi utiliser ce mélange : dans un petit flacon, versez 10 gouttes d'HE de cannelle + 10 gouttes d'HE de sarriette des montagnes + 10 gouttes d'HE de mandarine + 10 gouttes d'HE de citron. Appliquez 1 goutte de ce mélange matin et soir sur la verrue

Les conseils en plus

- Pour les prévenir, ne marchez pas pieds nus dans les lieux publics : piscines, saunas, vestiaires…

- Si vous êtes infecté, protégez la verrue avec un pansement, notamment la nuit, afin d'éviter de contaminer votre partenaire. Ne partagez pas votre linge de toilette et lavez-vous bien les mains après avoir touché la verrue.

- Si la verrue est très douloureuse (elle vous empêche de marcher par exemple), consultez un médecin.

ZONA

Cette maladie de peau est due à un virus, le même qui cause la varicelle chez les enfants : resté caché dans l'organisme, il se réactive suite à divers facteurs. Le zona se manifeste par des éruptions cutanées, comme des petites vésicules remplies d'eau. La douleur est intense, avec une sensation de brûlure ou de décharge électrique. La crise peut se répéter plusieurs fois.

L'huile essentielle qu'il vous faut : **HE de niaouli**

Cette huile essentielle est parfaitement indiquée pour tous les problèmes importants de peau, comme le zona, la varicelle ou l'herpès. Grâce à ses propriétés antivirales puissantes, elle agit efficacement contre le virus à l'origine de la maladie. Attention : elle est interdite pendant toute la grossesse et l'allaitement.

L'autre huile essentielle à privilégier : HE de lavande aspic

Mode d'emploi

•Appliquez 2 gouttes d'HE de niaouli pur sur la zone touchée, 4 à 6 fois par jour. Attention : c'est le seul cas où cette huile essentielle peut être appliquée pure sur la peau.

•Vous pouvez aussi mélanger 10 gouttes d'HE de lavande aspic dans 3 cuillères à soupe d'huile végétale. Appliquez un peu de cette préparation sur la zone touchée. Cette huile essentielle soulage la douleur.

Les conseils en plus

•Dès les premiers symptômes, consultez un médecin. Plus vous le traitez tôt, moins longtemps vous souffrirez !

•La réactivation du virus, tapi dans votre organisme depuis des années, peut être causée par des facteurs psychologiques : stress, surmenage, choc émotionnel… Essayez de déterminer cette origine afin d'agir plus efficacement.

•Évitez de vous gratter et d'appliquer n'importe quelle crème sur votre zona.

•Préférez les vêtements qui laissent la peau respirer, amples et en fibres naturelles.

RESTER BELLE AVEC LES HUILES ESSENTIELLES

ACNÉ, BOUTONS

La plupart des adolescents – et même certains jeunes adultes – connaissent ce problème de peau disgracieux et inesthétique. Pour le prévenir, et le guérir, une hygiène irréprochable est indispensable, ainsi que quelques gestes adaptés. Le plus souvent banal, il nécessite parfois un traitement médical pour retrouver une peau saine.

L'huile essentielle qu'il vous faut :

HE de tea-tree (arbre à thé)

C'est l'huile essentielle antiseptique par excellence. Elle désinfecte et assainit la peau, tout en aidant à la cicatrisation et ce sans dessécher ni agresser la peau.

Les autres huiles essentielles à privilégier : HE de bois de rose, HE de carotte cultivée, HE de palmarosa

Mode d'emploi

•Chaque soir avant le coucher, appliquez 1 goutte pure d'HE de tea-tree sur les boutons, en tapotant légèrement. Un geste à pratiquer après la toilette, sur une peau propre et sèche. Évitez le contour des yeux.

•Vous pouvez également utiliser, de la même manière, 1 goutte d'HE de bois de rose ou d'HE de carotte cultivée ou d'HE de palmarosa.

Les conseils en plus

•Évitez d'employer sur votre visage des produits trop agressifs : préférez les soins spécifiquement formulés pour les peaux grasses à problèmes. Demandez éventuellement conseil à votre médecin ou pharmacien. N'oubliez pas de bien sécher la peau, en tapotant à l'aide d'un linge propre.

•Ne percez pas vos boutons : ils risqueraient de s'infecter et de laisser de vilaines cicatrices.

•En cas d'acné vraiment gênante, consultez un dermatologue : il pourra vous prescrire un traitement adapté à prendre par voie interne.

CELLULITE, PEAU D'ORANGE

Toutes les femmes ou presque connaissent cette vilaine peau d'orange qui s'installe sur les cuisses, le ventre et les fesses au fil des ans. S'il n'est guère possible de déloger ces amas de cellules graisseuses, on peut toutefois prévenir leur installation grâce à des massages quotidiens aux huiles essentielles.

L'huile essentielle qu'il vous faut :
HE de genévrier

Grâce à ses propriétés décongestionnantes et drainantes, elle est parfaite pour lutter contre la cellulite et la rétention d'eau. Elle stimule également la circulation sanguine. Attention toutefois, cette huile est déconseillée en cas de maladie rénale.

Les autres huiles essentielles à privilégier : HE de pamplemousse, HE de mandarine, HE de géranium rosat, HE de cèdre de l'Atlas

Mode d'emploi

- Diluez 4 gouttes d'HE de genévrier dans 1 cuillère à soupe d'huile de macadamia. À appliquer le soir en massant. Vous pouvez faire de même avec l'HE de cèdre de l'Atlas (sauf en cas de grossesse).

- Autre solution : mélangez 15 gouttes d'HE de géranium rosat dans 50 ml d'huile végétale de bourrache et massez

- Une idée de mélange : 2 gouttes d'HE de mandarine + 2 gouttes d'HE de pamplemousse dans 1 cuillère à soupe d'huile végétale de macadamia. Massez longuement.

Les conseils en plus

- Le massage quotidien est essentiel pour déloger la cellulite. Le bon geste : pincer la peau entre les doigts et la faire « rouler ». Cela peut faire mal au début, mais c'est efficace.

- La cellulite et le poids n'ont pas de rapport. Il ne suffit pas de faire un régime pour l'effacer, même si une alimentation équilibrée est recommandée pour la prévenir.

- Certains sports empêchent les capitons de s'installer : natation, aquagym...

- Évitez les boissons gazeuses et sucrées, type sodas.

CHEVEUX GRAS

Pollution, dérèglement hormonal, stress ou shampooing inadapté sont autant de facteurs qui peuvent rendre les cheveux gras. Pour lutter contre l'excès de sébum, et retrouver une chevelure saine qui ne regraisse pas en quelques heures, il faut adopter les bons réflexes.

L'huile essentielle qu'il vous faut :
HE de cèdre de l'Atlas

Cette huile essentielle a un ennemi : le gras. Elle est donc parfaite pour assainir ce type de cheveux. En prime : elle tonifie la chevelure et ralentit voire empêche la chute des cheveux. Un double effet bienvenu chez certaines personnes ! Attention : elle est déconseillée aux femmes enceintes.

Les autres huiles essentielles à privilégier : HE de citron, HE de bergamote, HE de pamplemousse, HE de tea-tree

Mode d'emploi

•Diluez 2 gouttes d'HE de cèdre de l'Atlas dans votre dose de shampooing habituel et massez délicatement le cuir chevelu en faisant attention de ne pas projeter du produit dans vos yeux. Rincez soigneusement en terminant par un jet d'eau froide.

•Vous pouvez également utiliser, de la même façon, de l'HE de citron, de bergamote, de pamplemousse ou de tea-tree.

Les conseils en plus

•Si besoin, lavez-vous les cheveux tous les jours, avec un shampooing à usage fréquent.

•Évitez de trop souvent passer la main dans vos cheveux.

•Attention aux produits de coiffage qui agressent le cuir chevelu et l'asphyxient.

•Bonnet, chapeau et casque de moto sont les ennemis des cheveux gras : évitez d'en porter trop souvent.

•Après votre shampooing, ajoutez, dans l'eau de rinçage, une cuillère à soupe de vinaigre blanc. C'est idéal pour lustrer les cheveux et les garder propres plus longtemps.

CHEVEUX SECS, CASSANTS

Pollution, stress, facteurs hormonaux, traitements agressifs... sont autant de causes qui peuvent rendre les cheveux secs et cassants comme de la paille. Plus que les autres, ils ont besoin de soins nourrissants réguliers et adaptés pour retrouver leur douceur, leur volume et leur santé.

L'huile essentielle qu'il vous faut :

HE d'ylang-ylang

Elle prend soin des cheveux secs et abîmés et les revitalise en profondeur : ils redeviennent plus souples et plus brillants. Bref, ils sont plus beaux ! En plus, cette huile essentielle peut également se révéler efficace en cas de chute de cheveux.

Les autres huiles essentielles à privilégier : HE de lavande officinale, HE de sauge sclarée

Mode d'emploi

•Ajoutez 1 goutte d'HE d'ylang-ylang à votre dose de shampooing habituel et lavez vos cheveux comme d'habitude.

•Vous pouvez également, avant le shampooing, appliquer 1 cuillère à soupe d'huile d'argan + 2 gouttes d'HE d'ylang-ylang. Massez légèrement et laissez poser environ 1 heure avant de procéder au shampooing.

Les conseils en plus

•Évitez les traitements agressifs (coloration, permanente, défrisage) et les produits type laque, spray brillance à l'alcool et cire de coiffage.

•Optez pour un shampooing doux.

•Un cheveu sec est un cheveu déshydraté. Pensez à l'hydrater de l'intérieur, en buvant suffisamment mais aussi en ayant une alimentation suffisamment riche en bons acides gras (huile d'olive, de colza, poissons gras, etc.).

•Quand vous vous brossez les dents, ne soyez pas trop brusque ! Les coups dans les gencives peuvent créer des petites plaies qui se transformeront en aphtes. Pensez également à utiliser une brosse douce.

CHEVEUX TERNES

Vos cheveux manquent de brillance et d'éclat, ils sont mous, sans vigueur. Vous ne savez plus quoi en faire et, le matin, vous vous battez pour les coiffer correctement. Il leur faut un petit coup de pouce pour retrouver toute leur beauté et leur vitalité. Les huiles essentielles, appliquées de manière régulière, peuvent vous y aider.

L'huile essentielle qu'il vous faut :

HE de citron

Elle fait briller le cheveu, qui retrouve sa beauté, son éclat et sa lumière. De plus, cette huile essentielle tonifie le cuir chevelu et donc la fibre capillaire. C'est essentiel pour retrouver des cheveux pleins de force et resplendissants de vitalité.

L'autre huile essentielle à privilégier : HE de thym à thujanol

Mode d'emploi

•Ajoutez 2 gouttes d'HE de citron dans votre dose de shampooing et massez doucement le cuir chevelu avant de procéder au rinçage. Évitez les projections de shampooing dans les yeux : ça pique !

•Vous pouvez aussi ajouter à votre dose de shampooing un mélange d'huiles essentielles de citron et de thym à thujanol : comptez 1 goutte d'HE de citron + 1 goutte d'HE de thym à thujanol.

•En bain : diluez 5 gouttes d'HE de gaulthérie couchée + 5 gouttes d'HE de genévrier dans 1 cuillère à soupe d'huile végétale. Versez dans l'eau du bain et restez-y 15 minutes.Avalez 1 cuillère à café de miel dans lequel vous aurez ajouté 1 goutte d'HE d'eucalyptus citronné. À prendre 2 ou 3 fois par jour.

Les conseils en plus

•Le secret de la brillance réside dans le rinçage ! Ne lésinez pas sur cette étape et procédez à un rinçage long et minutieux : il doit durer au moins 5 minutes. Si nécessaire, ajoutez 1 cuillère à soupe de vinaigre dans la dernière eau de rinçage.

•Le cheveu a besoin d'être nourri de l'intérieur : privilégiez les légumes secs, les œufs, les poissons gras et les fruits de mer.

•Le brossage quotidien est essentiel le soir afin d'éliminer les résidus et la pollution. Sinon le cuir chevelu s'asphyxie !

CHUTE DE CHEVEUX

La chute des cheveux peut être de nature génétique (c'est de famille !) ou liée au stress, à la pollution, à une mauvaise hygiène de vie. Dans le premier cas, il est difficile de l'enrayer. Mais dans le second, certaines huiles essentielles permettent de ralentir, voire de stopper cette chute, tout en renforçant la chevelure.

L'huile essentielle qu'il vous faut : **HE de cèdre de l'Atlas**

Elle tonifie les racines et active la micro-circulation du cuir chevelu. Attention : comme elle a tendance à assécher, ne l'utilisez pas sur des cheveux secs ou fragiles et préférez une autre huile essentielle (voir ci-dessous). De plus, elle est interdite pendant la grossesse.

Les autres huiles essentielles à privilégier : HE d'ylang-ylang, HE de géranium rosat

Mode d'emploi

•Pour les cheveux normaux ou gras : diluez 2 gouttes d'HE de cèdre de l'Atlas dans votre dose de shampooing habituel et massez délicatement le cuir chevelu avant de procéder au rinçage. Évitez les projections dans les yeux.

•Appliquez 3 gouttes d'HE de cèdre sur votre cuir chevelu, en massant, et laisser poser 1 heure avant le shampooing.

•Pour les cheveux secs : ajoutez 2 gouttes d'HE de géranium rosat ou d'HE d'ylang-ylang dans votre dose de shampooing habituel et massez légèrement le cuir chevelu avant de rincer soigneusement.

Les conseils en plus

•Pour renforcer les racines, il faut activer la microcirculation. Pour cela, rien de tel qu'un massage stimulant du cuir chevelu ! Prenez l'habitude d'en faire un avant chaque shampooing.

•Pour avoir des cheveux forts, il est important d'avoir une alimentation équilibrée. Privilégiez les poissons gras, les fruits et légumes, les légumineuses, les céréales complètes…

•Pour éviter les coups de soleil, ne vous exposez pas aux heures critiques, c'est-à-dire entre 12 h et 16 h. Et n'oubliez pas de vous protéger : crème solaire à indice élevé, chapeau voire tee-shirt pour les enfants…

CICATRICE

Les blessures profondes, les coupures, les boutons d'acné, les opérations chirurgicales ou certaines maladies, comme la varicelle, peuvent laisser sur la peau de vilaines traces que l'on gardera des années et parfois même à vie ! Pour aider la peau à se régénérer, misez sur l'efficacité des huiles essentielles.

L'huile essentielle qu'il vous faut : HE de bois de rose

C'est l'huile essentielle la plus appropriée pour tous les soins de la peau. Très douce, elle hydrate et régénère l'épiderme en profondeur. À condition d'être assidu dans son utilisation ! En plus, elle sent très bon : un vrai bonheur à appliquer.

L'autre huile essentielle à privilégier : HE d'hélichryse italienne

Mode d'emploi

•Mélangez 5 gouttes d'HE de bois de rose dans 30 ml d'huile végétale (huile de jojoba ou d'amande douce par exemple). Utilisez cette préparation en massant tout doucement votre cicatrice. Pour une efficacité optimale, répétez cette opération matin et soir pendant au moins 3 mois.

•Vous pouvez aussi appliquer 1 goutte d'HE d'hélichryse italienne sur votre cicatrice matin et soir, en massant doucement. Attention : elle est déconseillée pendant la grossesse et l'allaitement.

Les conseils en plus

•Soyez patient ! Certaines cicatrices mettent des mois, voire des années, à s'estomper. En complément, utilisez de l'huile d'aloe vera, reconnue pour ses vertus cicatrisantes, à appliquer en massant doucement. On en trouve dans les magasins bio et en pharmacie.

•En cas de cicatrice importante, sachez qu'il existe aujourd'hui des techniques chirurgicales pour les effacer.

•Oubliez l'alcool, le café, les épices… qui augmentent la production de sucs gastriques. Ou, au moins, réduisez votre consommation.Le stress peut également être un facteur déclencheur : apprenez à vous détendre ! Mais attention, évitez la position allongée dans les 2 heures qui suivent le repas.

LÈVRES GERCÉES

Froid, soleil, vent, stress et fatigue peuvent dessécher les lèvres. Très fine et pauvre en glandes sébacées, leur peau est fragile. Résultat : elle se craquelle à la moindre agression. En plus d'être inesthétique, cela peut être douloureux car la peau se retrouve à vif. Voilà pourquoi il est important de leur prodiguer des soins quotidiens.

L'huile essentielle qu'il vous faut : **HE de lavande officinale**

C'est un puissant cicatrisant, elle régénère la peau en profondeur tout en soulageant la douleur. Associée à une huile végétale nourrissante (comme l'huile d'amande douce, de germe de blé ou de rose musquée par exemple), elle apporte douceur et réconfort.

L'autre huile essentielle à privilégier : HE de lavande aspic

Mode d'emploi

•Dans un petit flacon, versez 3 cuillères à soupe d'huile végétale et 6 gouttes d'HE de lavande officinale. Plusieurs fois par jour, enduisez vos lèvres avec quelques gouttes de ce mélange en massant doucement.

•Vous pouvez faire de même avec l'HE de lavande aspic. Mais attention, celle-ci peut se révéler allergisante si vous avez la peau sensible.

Les conseils en plus

•Quand vous sortez, ayez toujours dans votre poche un baume spécialement formulé pour cette zone fragile, afin d'hydrater régulièrement vos lèvres.

•Évitez de « manger » vos lèvres ou de tirer sur les petites peaux : cela fait très mal !

•Une fois par semaine, faites un gommage maison : humidifiez votre brosse à dents et passez-la tout doucement sur vos lèvres. C'est idéal pour éliminer les peaux mortes.

•Le soir avant de vous coucher, enduisez vos lèvres d'une couche de miel (et évitez de les lécher !). Au réveil, elles seront lisses et toutes douces.

PEAU GRASSE

Brillance, points noirs et boutons sont le lot quotidien de ceux et celles qui ont la peau grasse. Si on ne peut changer sa nature, on peut l'aider à retrouver un aspect plus sain et la protéger contre les facteurs qui l'agressent encore plus.

L'huile essentielle qu'il vous faut :
HE de citron

Astringente, elle lutte contre l'excès de sébum et les petites imperfections qui y sont liées (boutons, points noirs...). De plus, elle aide à retrouver un teint plus lisse et plus éclatant. Attention toutefois à ne pas l'appliquer pure sur la peau, car elle peut être irritante, et à ne pas l'utiliser avant une exposition au soleil, car elle est photosensibilisante.

Les autres huiles essentielles à privilégier : HE de pamplemousse, HE de bergamote, HE de sauge sclarée

Mode d'emploi

•Diluez 1 goutte d'HE de citron dans 1 cuillère à café d'huile de noisette et appliquez sur une peau propre et sèche, le matin ou le soir.

•Vous pouvez également offrir à votre peau une fumigation ou bain de vapeur. Versez 4 à 5 gouttes d'HE de bergamote ou de pamplemousse dans un bol d'eau chaude et placez votre visage au-dessus du bol pendant 3 à 4 minutes. Tapotez doucement pour sécher la

•Autre solution : mélangez 30 gouttes d'HE de sauge sclarée dans 100 ml d'huile végétale de noisette. Appliquez-en quelques gouttes le soir en léger massage, sur une peau propre et nettoyée.

Les conseils en plus

•Rien ne sert d'employer des produits agressifs dans le but d'assécher votre peau : ils ne feront que stimuler la production de sébum.

•Effectuez un gommage doux 1 à 2 fois par semaine, afin de la nettoyer en profondeur.

•Veillez à manger équilibré, en privilégiant les fruits et les légumes et en bannissant les plats gras et les sucreries.

PEAU MATURE, RIDES

Avec l'âge, la peau se relâche, elle devient moins ferme, moins éclatante. Les premières rides apparaissent, au coin des yeux, sur le front, près de la bouche... Le phénomène est inéluctable, mais il est possible de le ralentir grâce à des soins bien choisis qui vous feront paraître jeune plus longtemps.

L'huile essentielle qu'il vous faut :
HE de bois de rose

C'est la meilleure alliée de la peau ! Son action anti-âge est incomparable. Elle atténue visiblement les rides et aide à retrouver un teint frais et lumineux. À noter : elle n'a rien à voir avec l'huile essentielle de rose, le bois de rose étant un arbre.

Les autres huiles essentielles à privilégier : HE de géranium rosat, HE de rose de Damas

Mode d'emploi

- Ajoutez 2 gouttes d'HE de bois de rose dans votre pot de crème de jour. À appliquer le matin en légers massages, en évitant le contour des yeux.

- Vous pouvez également préparer cette huile anti-âge. Dans un flacon, mélangez 50 ml d'huile d'onagre + 8 gouttes d'HE de bois de rose + 8 gouttes d'HE de géranium rosat. À appliquer le soir, par légers massages circulaires, après le démaquillage.

- L'HE de rose, elle, s'utilise avec parcimonie car elle est très chère... mais très efficace. Ajoutez 1 goutte dans votre pot de crème de jour (100 ml), mélangez bien à l'aide d'une spatule. Appliquez cette crème le matin sur peau propre et sèche.

Les conseils en plus

- Ayez une alimentation équilibrée, riche en oméga 3 (poissons, huile d'olive...) et en fruits et légumes. C'est le meilleur moyen pour entretenir la jeunesse de votre peau.

- La gymnastique faciale permet d'entretenir sa souplesse et sa fermeté. Faites des grimaces : c'est excellent !

PEAU SÈCHE (CORPS), DÉMANGEAISON

L'hiver, votre peau tire et pèle. Elle se dessèche à certains endroits, comme les genoux et les coudes. Elle est même parfois irritée jusqu'au sang et elle démange. Sur les jambes, on dirait que vous avez de la peau de croco ! C'est normal : dépourvue de glandes sébacées à cet endroit, la peau se déshydrate plus rapidement.

L'huile essentielle qu'il vous faut :
HE de lavande officinale

Très douce, elle apaise les irritations et régénère la peau de manière efficace. Grâce à son action apaisante, elle calme les envies de « grattage ». Quant à son odeur délicate, qui rappelle les vacances, elle va sûrement vous rendre accro.

Les autres huiles essentielles à privilégier : HE de camomille romaine, HE de bois de rose, HE de palmarosa

Mode d'emploi

•Diluez 6 à 7 gouttes d'HE de lavande officinale dans 1 cuillère à soupe d'huile d'amande douce. Versez dans l'eau du bain et restez-y une dizaine de minutes. Votre peau ressortira toute douce.

•Vous pouvez la remplacer par de l'HE de palmarosa, de camomille romaine ou de bois de rose.

•Dans un petit flacon, mélangez 10 gouttes d'HE de lavande officinale + 5 cuillères à soupe d'huile de germe de blé. Le soir après le bain et le matin après la douche, sur une peau encore un peu humide, appliquez quelques gouttes de ce mélange.

•En cas de démangeaison localisée, appliquez 1 goutte d'HE de lavande officinale pure sur la zone.

Les conseils en plus

•Hydratez votre peau matin et soir avec une crème adaptée : elle a soif !

•Évitez de raser trop souvent vos jambes : le rasoir abîme la peau et peut accentuer le dessèchement de la peau.

•Évitez les soins trop agressifs et adoptez des produits adaptés à votre peau fragile. L'exposition au chaud (soleil) et au froid est susceptible d'augmenter les symptômes, tout comme les variations brutales de températures. Dans tous les cas, veillez à bien protéger votre peau.

PEAU SÈCHE (VISAGE)

Votre peau pèle, tiraille, manque d'éclat... Elle se dessèche et devient même rugueuse par endroits. Que le problème soit ponctuel (en hiver par exemple) ou durable (car c'est sa nature !), il faut la nourrir pour préserver sa santé et sa jeunesse.

L'huile essentielle qu'il vous faut :

HE de bois de rose

C'est l'huile essentielle préférée de la peau. Très douce, elle nourrit l'épiderme en profondeur, apaise les petites irritations, lisse le teint, renforce son éclat et lutte contre les premiers signes du temps (rides et ridules). Grâce à elle, la peau retrouve toute sa douceur et son velouté. En plus, elle sent divinement bon !

Les autres huiles essentielles à privilégier : HE d'ylang-ylang, HE de géranium rosat, HE de carotte cultivée

Mode d'emploi

•Diluez 2 gouttes d'HE de bois de rose dans une noisette de crème de jour. À appliquer le matin sur une peau propre et sèche, en évitant le contour des yeux.

•Vous pouvez également l'associer à l'huile végétale d'avocat. Dans un petit flacon, versez 2 cuillères à soupe d'huile d'avocat + 20 gouttes d'HE de bois de rose. Appliquez-en quelques gouttes le matin et/ou le soir.

•Autre idée de mélange : 5 cuillères à soupe d'huile d'argan + 5 gouttes d'HE de carotte cultivée + 2 gouttes d'HE d'ylang-ylang + 2 gouttes d'HE de géranium rosat.

Les conseils en plus

•Pour que votre peau ne dessèche pas encore plus, évitez les soins agressifs, comme les masques et les gommages. Pour la démaquiller, contentez-vous d'un lait nettoyant doux et d'une eau florale, type eau de fleur d'oranger.

•L'hiver, évitez de sortir sans protéger votre peau avec une crème de jour adaptée.

•N'oubliez pas de l'hydrater aussi de l'intérieur en buvant beaucoup d'eau !

PELLICULES

Les cellules du cuir chevelu se renouvellent naturellement, comme celles de la peau, mais parfois à une vitesse trop rapide. Apparaissent alors les pellicules. Les causes sont très diverses : mauvaise alimentation, stress, trouble hormonal, shampooing inadapté, champignon...

L'huile essentielle qu'il vous faut :

HE de tea-tree (arbre à thé)

Cette huile essentielle aux vertus assainissantes purifie efficacement le cuir chevelu, aide à éliminer les pellicules et réduit les démangeaisons.

Les autres huiles essentielles à privilégier : HE de romarin à cinéole, HE de palmarosa, HE de citron

Mode d'emploi

- Diluez 3 gouttes d'HE de tea-tree dans 1 noisette de shampooing. Lavez vos cheveux en massant doucement le cuir chevelu, laissez poser 2 minutes et rincez. Attention à ne pas mettre de shampooing dans vos yeux.

- Vous pouvez faire de même avec 2 goutes d'HE de palmarosa, de citron ou de romarin à cinéole.

- Autre solution : dans votre bouteille de shampooing (150 ml), versez 20 gouttes d'HE de tea-tree + 20 gouttes d'HE de citron.

Les conseils en plus

- Évitez de maltraiter votre cuir chevelu avec des produits trop agressifs (shampooing inadapté, gel coiffant...), des rinçages à l'eau trop chaude...

- Lavez-vous fréquemment les cheveux afin d'éliminer les pellicules.

- Ne vous grattez pas : cela ne ferait qu'empirer le problème !

- Lavez régulièrement vos peignes et vos brosses.

TACHES DE VIEILLESSE

Avec l'âge, la peau se marque de taches brunes pas très esthétiques sur le dos des mains, le décolleté, le visage... La cause ? Le bouleversement hormonal qui entraine un dérèglement de la production de la mélanine (les pigments de la peau), souvent aggravé par une exposition aux rayons UVA.

L'huile essentielle qu'il vous faut : HE de géranium rosat

Cette huile essentielle atténue tous les signes de l'âge et notamment les taches brunes. Grâce à elle, vous entretenez aussi votre capital jeunesse, car elle lutte efficacement contre les rides et le relâchement cutané et elle aide à garder un teint frais et éclatant.

L'autre huile essentielle à privilégier : HE de carotte cultivée

Mode d'emploi

- Ajoutez 1 goutte d'HE de géranium rosat dans votre dose de crème de jour et/ou de nuit. Appliquez matin et soir sur une peau propre et sèche, en évitant le contour des yeux.

- Vous pouvez faire de même avec 1 goutte d'HE de carotte cultivée.

- Une recette de soin maison pour garder une peau jeune et sans taches : dans un flacon, mélangez 50 ml d'huile d'onagre + 8 gouttes d'HE de bois de rose + 8 gouttes d'HE de géranium rosat. À appliquer le soir, par légers massages circulaires, après le démaquillage.

Les conseils en plus

- Le soleil accélère le vieillissement de la peau et donc l'apparition des taches brunes : toute votre vie, pensez à protéger votre peau avec une crème adaptée, de préférence un écran total. Et évitez les séances de bronzage en cabine !

- Si les taches brunes vous incommodent vraiment, sachez qu'il existe aujourd'hui des techniques pour les estomper : laser, lampe flash...

- Pensez à vous hydrater suffisamment.Si les crampes surviennent la nuit, c'est peut-être le signe d'une insuffisance veineuse.
Dans ce cas, veillez à dormir avec les pieds légèrement surélevés (grâce à un coussin par exemple).

TEINT TERNE

Pollution, stress, fatigue, manque de soin... Votre visage affiche la couleur de votre état intérieur. Si votre peau manque d'éclat, c'est que quelque chose ne va pas. Certes, on peut forcer la dose sur le maquillage, mais on peut aussi agir plus en profondeur grâce aux huiles essentielles.

L'huile essentielle qu'il vous faut :
HE de citron

Elle donne un coup de pep's à la peau et permet de retrouver un teint plus frais et plus éclatant. Attention toutefois à ne pas l'appliquer pure sur la peau (elle peut être irritante) ou trop près des yeux. Et à ne pas l'utiliser avant de vous exposer au soleil dans les 2 heures après application car elle est photosensibilisante.

Les autres huiles essentielles à privilégier : HE de rose de Damas, HE de bois de rose…

Mode d'emploi

- Ajoutez 10 gouttes d'HE de citron dans votre pot de crème de jour et mélangez à l'aide d'une spatule. À appliquer de préférence le soir (car elle est, rappelons-le, photosensibilisante).

- Autre solution : utilisez cette huile maison : diluez 4 gouttes d'HE de rose de Damas + 2 gouttes d'HE de bois de rose dans 75 ml d'huile végétale de rose musquée. Appliquer quelques gouttes de ce mélange le soir avant le coucher, sur une peau sèche et propre.

Les conseils en plus

- Pas de bonne mine sans un gommage régulier qui élimine les cellules mortes. À pratiquer une fois par semaine. Choisissez des produits pas trop agressifs et adaptés à votre type de peau, surtout si elle est sensible.

- Buvez suffisamment d'eau : 1,5 litre par jour, c'est la bonne moyenne.

- Offrez-vous une parenthèse détente dans un institut de beauté. Vous serez chouchouté et repartirez avec des conseils adaptés pour mieux soigner votre peau.

- Dormez-vous assez ? Le manque de sommeil se reflète cruellement sur le teint !

TRANSPIRATION

La transpiration permet au corps de se refroidir en période de chaleur. Mais quand elle est excessive, provoquant des auréoles sous les bras, ou quand elle est à l'origine de mauvaises odeurs, elle devient très gênante. Certes, il existe les sprays et autres sticks déodorants, mais connaissez-vous les pouvoirs des huiles essentielles dans ce domaine ?

L'huile essentielle qu'il vous faut :
HE de palmarosa

C'est un excellent déodorant naturel : non seulement elle agit comme un anti-transpirant mais, grâce à son action antibactérienne et antifongique (contre les champignons), elle empêche aussi le développement des mauvaises odeurs.

Les autres huiles essentielles à privilégier : HE de cyprès toujours vert, HE de sauge sclarée

Mode d'emploi

•À la place de votre déodorant habituel, déposez 1 goutte d'HE de palmarosa sur chaque aisselle, juste après la douche. Efficacité garantie.

•En cas de transpiration excessive des pieds : déposez 1 goutte d'HE de cyprès sur la plante et massez, en n'oubliant pas les espaces entre les orteils. À ne pas faire pendant la grossesse et l'allaitement.

•Autre solution : dans un flacon, diluez 5 gouttes d'HE de sauge sclarée + 10 gouttes d'HE de palmarosa + 1 cuillère à soupe d'huile végétale. Chaque matin, massez vos plantes de pieds avec 2 ou 3 gouttes de ce mélange.

Les conseils en plus

•Ayez une hygiène rigoureuse ! Prenez une douche le matin, pensez à vous épiler régulièrement les aisselles, veillez à bien laver et sécher vos pieds, surtout entre les orteils.

•Habillez-vous de préférence avec des matières naturelles (lin, coton...).

•Optez pour des chaussettes en coton. Et ne portez pas les mêmes chaussures 2 jours de suite, afin de les laisser s'aérer.

VERGETURES

Ces sortes de longues cicatrices blanches apparaissent quand la peau se distend : les fibres élastiques de l'épiderme « craquent ». Cela peut arriver lors d'une prise de poids ou d'une croissance trop rapide, de l'usage de certains médicaments... ou à n'importe quel moment de la vie ! Contrairement aux idées reçues, les vergetures concernent autant les hommes que les femmes.

L'huile essentielle qu'il vous faut :
HE d'hélichryse italienne

On l'utilise pour ses propriétés circulatoires et déstockantes. Elle ne permet pas de faire disparaître complètement les vergetures (c'est impossible !), mais peut les atténuer et les prévenir. Attention, elle est strictement interdite aux femmes enceintes.

Les autres huiles essentielles à privilégier : HE de géranium rosat, HE de bois de rose

Mode d'emploi

•Appliquez 2 gouttes d'HE d'hélichryse italienne pure sur la vergeture. À pratiquer 2 fois par jour.

•Vous pouvez également préparer le mélange suivant : diluez 2 gouttes d'HE de bois de rose dans 2 cuillères à soupe d'huile d'amande douce ou de macadamia. Appliquez-en quelques gouttes sur les fesses, les hanches et le ventre en massant. À faire 2 fois par jour.

Les conseils en plus

•Si vous êtes enceinte, préférez les huiles végétales pures (rose musquée, argan...) ou le beurre de karité, à appliquer en massages 2 fois par jour.

•Ne croyez pas les messages publicitaires des crèmes qui vous promettent de tout effacer en quelques applications : c'est impossible.

•Il est plus facile d'atténuer des vergetures récemment installées : n'attendez pas pour vous y attaquer.

•Mieux vaut prévenir que guérir : évitez les prises de poids excessives et le phénomène de yo-yo.

LE BIEN-ÊTRE PAR LES HUILES ESSENTIELLES

BABY BLUES

Après la naissance de leur bébé, de nombreuses mamans vivent une période de dépression ou de baisse d'énergie physique et morale plus ou moins intense. Ce phénomène est tout à fait normal mais ne doit pas être pris à la légère, car il peut durer parfois plusieurs mois.

L'huile essentielle qu'il vous faut :

HE d'encens (autorisée pendant l'allaitement)

C'est l'huile essentielle anti-déprime par excellence ! Elle a un double effet particulièrement intéressant en cas de déprime post-partum. À petite dose, elle calme les doutes, les angoisses et le stress et favorise la méditation et le sommeil. À plus haute dose, elle a des vertus dynamisantes. À vous de choisir en fonction de vos besoins.

Les autres huiles essentielles à privilégier : HE d'orange douce, HE de mandarine, HE de rose de Damas

Mode d'emploi

•Diluez 1 goutte d'HE d'encens dans 3 gouttes d'huile d'amande douce. Déposez 1 goutte de ce mélange sur le poignet plusieurs fois par jour, dès que le besoin s'en fait sentir.

•Autre solution : dans un petit flacon, diluez 3 gouttes d'HE de rose de Damas dans 15 ml d'huile végétale. Appliquez-en 2 gouttes sur le poignet et renouvelez plusieurs fois dans la journée.

•Dans un diffuseur électrique, versez 5 gouttes d'HE d'orange douce + 5 gouttes d'HE de mandarine. Diffusez 3 fois par jour, pendant 5 minutes (attention, en l'absence du bébé !).

Les conseils en plus

•En cas de dépression intense, n'hésitez pas à en parler à votre médecin.

•À table, privilégiez les aliments riches en oméga 3 : poissons gras, huile de colza, noix, mâche…

•Au retour de la maternité, ne restez pas enfermée seule chez vous ! Sortez un peu, n'hésitez pas à solliciter vos amies ou à demander l'aide d'une professionnelle agréée…

BOUFFÉES DE CHALEUR, MÉNOPAUSE

Les bouffées de chaleur accompagnent souvent l'arrivée de la ménopause. Ces crises, qui durent une dizaine de minutes, se manifestent par une sensation brutale de chaleur, qui prend naissance au niveau du thorax, causant rougeurs, palpitations et transpiration. En cause : le bouleversement hormonal qui se joue à cette période.

L'huile essentielle qu'il vous faut :

HE de sauge sclarée

De la puberté à la ménopause, en passant par les règles, cette huile essentielle accompagne toutes les grandes étapes de la vie intime d'une femme (sauf la période de la grossesse et de l'allaitement, où elle est interdite).

Les autres huiles essentielles à privilégier : HE de camomille romaine

Mode d'emploi

- Diluez 2 gouttes d'HE de sauge sclarée dans 1 cuillère à café de miel et avalez. À prendre 2 fois par jour pendant 20 jours.

- En complément, pour retrouver votre « zénitude », misez sur l'HE de camomille romaine, à utiliser en massage. Diluez 8 gouttes d'HE de camomille romaine dans 1 cuillère à café d'huile végétale. Massez doucement le plexus solaire.

Les conseils en plus

- C'est le moment de rééquilibrer votre alimentation, pour éviter les petits soucis de santé liés à la ménopause. Au menu : des aliments riches en calcium, des fruits et légumes, des poissons gras, des légumes secs…

- Ayez toujours sur vous des lingettes rafraîchissantes ou un brumisateur, à dégainer aux premiers signes d'une crise. Vous pouvez également passer un peu d'eau fraîche sur votre visage.

- Des études très sérieuses ont montré que les femmes qui avaient une activité sexuelle régulière souffraient moins de bouffées de chaleur. Vous savez ce qu'il vous reste à faire…

CHOC ÉMOTIONNEL

Ce sentiment peut tous nous atteindre un jour ou l'autre. Il se caractérise par une panique soudaine et incontrôlable qui nous paralyse ou, au contraire, nous rend complètement hystérique. Vous êtes à deux doigts de la crise de nerfs : réagissez avant que les choses ne dégénèrent.

L'huile essentielle qu'il vous faut :
HE de camomille romaine

Comme la tisane à la camomille, cette huile essentielle apaise les troubles d'origine nerveuse, et notamment en cas de stress important, d'hypersensibilité ou de choc affectif. Bref, elle permet de « retrouver ses esprits » rapidement.

Les autres huiles essentielles à privilégier : HE de jasmin, HE d'hysope officinale couchée, HE de bois de rose, HE de mandarine

Mode d'emploi

- En soin SOS : dès que vous sentez l'angoisse monter, ouvrez votre flacon d'HE de camomille romaine et prenez 3 à 4 respirations profondes, en fermant les yeux. À renouveler aussi souvent que nécessaire. Vous pouvez également utiliser l'HE de jasmin.

- En massage sur le plexus solaire : diluez 8 gouttes d'HE de camomille romaine dans 1 cuillère à café d'huile végétale. Massez doucement.

- Vous pouvez également composer ce mélange, à verser dans le bain : 4 gouttes d'HE de camomille romaine + 4 gouttes d'HE de mandarine dans 1 cuillère à soupe d'huile végétale. Restez-y une dizaine de minutes et détendez-vous !

- Diluez 10 gouttes d'HE d'hysope officinale diluées dans 1 cuillère à soupe d'huile végétale (amande douce par ex.). Versez dans le bain et restez-y une dizaine de minutes.

Les conseils en plus

- Apprenez à vous relaxer, en faisant un sport comme le yoga par exemple.

- Le soir, prenez un bain aux huiles essentielles (voir recettes ci-dessus) afin d'évacuer les tensions accumulées.

DÉCALAGE HORAIRE

Quelques heures d'avion, et vous voilà arrivé dans un pays où il vous faut avancer ou reculer votre montre de plusieurs heures. Pour l'organisme, c'est un bouleversement majeur de son horloge biologique, qui demande parfois un temps d'adaptation très long... Aidez-le à remettre les pendules à l'heure !

L'huile essentielle qu'il vous faut :
HE de camomille romaine

Cette huile essentielle détend, décontracte le corps et l'esprit, apaise le stress et les angoisses, tout en facilitant le sommeil. Elle combat également tous les troubles liés au bouleversement de l'horloge biologique : insomnie, irritabilité, mal de tête...

Les autres huiles essentielles à privilégier : HE de pamplemousse, HE de citron, HE de basilic exotique

Mode d'emploi

- Déposez 1 ou 2 gouttes d'HE de camomille romaine sur la face interne du poignet et respirez dès que nécessaire. À faire dès que vous prenez l'avion !

- Vous pouvez également respirer l'huile essentielle directement au flacon dès que le besoin s'en fait sentir.

- Autre solution : déposez 1 goutte d'HE de citron, de pamplemousse ou de basilic exotique sur un petit sucre ou un comprimé neutre et laissez fondre dans la bouche. À renouveler 3 ou 4 fois par jour.

Les conseils en plus

- On trouve aujourd'hui dans le commerce des roll-on aux huiles essentielles spécialement conçus pour lutter contre les effets du décalage horaire. Ils sont à base de différentes huiles essentielles : orange douce, menthe poivrée, mandarine, lemon-grass…

- Mettez-vous dans le bain tout de suite en adoptant les nouveaux horaires de votre pays de destination. Évitez les longues siestes qui ne vous feront pas récupérer, mais vous décaleront encore plus.

DÉPRIME

Manque de motivation, lassitude, stress, coup de blues… sont autant de signes d'une déprime. À ne pas confondre avec la dépression qui, elle, est une véritable maladie nécessitant un suivi, voire un traitement médical adapté.

L'huile essentielle qu'il vous faut : HE d'encens

C'est la plus adaptée pour chasser les idées noires et retrouver le goût des petites choses de la vie. On peut l'utiliser de deux façons différentes. Ainsi, à petite dose, elle calme les angoisses, le stress et favorise la méditation et le sommeil. À plus haute dose, elle a des vertus dynamisantes.

Les autres huiles essentielles à privilégier : HE de verveine citronnée, HE de bois de rose, HE de petit grain bigarade

Mode d'emploi

- Diluez 1 goutte d'HE d'encens dans 3 gouttes d'huile d'amande douce. Un mélange à déposer sur le poignet plusieurs fois par jour.

- Vous pouvez aussi diluer 4 à 5 gouttes d'HE de petit grain bigarade dans 1 cuillère à soupe d'huile végétale. Massez le plexus solaire et le dos.

- Autre solution : déposez 1 goutte d'HE de verveine citronnée sur un petit sucre et laissez fondre dans la bouche, 3 fois par jour.

- En cas de petit coup de blues, versez quelques gouttes d'HE de bois de rose ou d'HE de verveine citronnée dans votre diffuseur électrique et mettez-le en marche quelques minutes.

Les conseils en plus

- Certains aliments ont un effet positif sur l'humeur, notamment ceux riches en oméga 3 (poissons gras, huile de colza et d'olive...).

- Bougez, faites du sport, sortez... il n'y a pas mieux pour retrouver le moral.

- Si vos symptômes persistent, parlez-en à votre médecin : c'est peut-être une dépression. Il pourra vous orienter vers un spécialiste ou vous prescrire un traitement adapté.

FATIGUE

Problèmes pour se réveiller, sensation d'épuisement, manque de dynamisme, difficultés à se motiver... la fatigue peut prendre mille et une formes et nous toucher tous, à un moment ou à un autre de l'année. Dans tous les cas, misez sur les huiles essentielles, en massage, en diffusion ou par voie interne. Nombreuses sont celles qui ont des vertus tonifiantes !

L'huile essentielle qu'il vous faut :
HE de menthe poivrée

C'est un excellent anti-fatigue. Elle tonifie et redonne de l'énergie mais sans exciter. Attention : elle est contre-indiquée pendant toute la durée de la grossesse et de l'allaitement.

Les autres huiles essentielles à privilégier : HE de citron, HE de coriandre, HE de romarin à cinéole, HE d'épinette noire

Mode d'emploi

•Déposez 2 gouttes d'HE de menthe poivrée sur un petit sucre, à prendre matin et soir.

•Diluez 4 à 5 gouttes d'HE de romarin à cinéole dans 1 cuillère à soupe d'huile végétale. Versez dans le bain et restez-y une dizaine de minutes.

•Déposez 1 goutte d'HE de coriandre ou d'HE d'épinette noire sur la plante des pieds et massez doucement. Ou respirez-la directement au flacon quand le besoin s'en fait sentir.

•Vous pouvez également utiliser les huiles essentielles en diffusion. À faire de préférence en fin de journée, quand vous rentrez du travail. Un exemple de mélange : 10 gouttes d'HE de coriandre + 10 gouttes d'HE de citron.

Les conseils en plus

•Sortez, bougez, prenez l'air… Ce n'est pas en restant cloîtré chez vous que vous irez mieux !

•Évitez le café qui ne fera que provoquer un état d'excitation. Préférez le thé.

•Si la fatigue est intense ou persiste, n'hésitez pas à consulter un médecin.

FRILOSITÉ

Vous avez tout le temps froid, même quand la température est correcte ? C'est sûrement un problème de mauvaise circulation sanguine. En massage ou dans le bain, misez sur les huiles stimulantes et qui ont un effet réchauffant immédiat.

L'huile essentielle qu'il vous faut :

HE de thym à thujanol

Cette huile essentielle stimule la circulation sanguine et réchauffe. De plus, elle active les défenses immunitaires de l'organisme et a des vertus tonifiantes et anti-déprime. Ne la confondez avec l'HE de thym à thymol (Thymus vulgaris thymoliferum) et l'HE de thym à linalol (Thymus vulgaris linaloliferum).

Les autres huiles essentielles à privilégier : HE d'eucalyptus radiata, HE de cannelle de Ceylan

Mode d'emploi

•Le soir, prenez un bain dans lequel vous aurez dilué 10 gouttes d'HE de thym à thujanol dans 1 cuillère à soupe d'huile d'amande douce.

•Si vous avez froid aux extrémités, diluez 2 gouttes d'HE de thym à thujanol dans 1 noisette de crème pour les mains et massez vos mains et vos pieds.

•Autre solution : au creux de votre main, mélangez 1 goutte d'HE d'eucalyptus radiata et 5 gouttes d'huile d'amande douce. Frictionnez vos mains et vos avant-bras.

•Pour un massage réchauffant (et sensuel) : diluez 1 goutte d'HE de cannelle dans 2 cuillères à soupe d'huile végétale. Appliquez en évitant les muqueuses. Vous pouvez y ajouter 4 gouttes d'HE d'orange douce. Attention : l'HE de cannelle est très puissante.

Les conseils en plus

•C'est par les extrémités que le froid arrive : l'hiver, ne sortez pas sans de bonnes chaussettes, des gants chauds ainsi qu'un chapeau.

•Dans l'après-midi, buvez un thé ou une tisane : cela réchauffe le corps… et l'esprit !

FRINGALE

À 11 h ou à 16 h, c'est inévitable : vous avez faim, alors vous vous ruez sur une barre chocolatée ou une viennoiserie bourrée de mauvaises graisses. Résultat : vous prenez du poids et vous n'êtes pas pour autant rassasié ! Et si vous faisiez appel aux huiles essentielles ? Certaines d'entre elles peuvent apaiser l'envie de sucre.

L'huile essentielle qu'il vous faut : HE de citron

Son odeur acidulée « trompe » l'esprit, lui faisant croire qu'il a absorbé du sucre. De plus, cette huile essentielle est également un excellent régulateur nerveux. Les fringales étant souvent d'origine psychologique, elle est parfaitement indiquée.

Les autres huiles essentielles à privilégier : HE de cannelle de Ceylan, HE de pamplemousse, HE d'orange douce, HE de giroflier

Mode d'emploi

- Déposez 1 goutte d'HE de citron sur un comprimé neutre et laissez fondre dans la bouche. À renouveler plusieurs fois par jour (6 fois au maximum). Évitez d'utiliser un sucre comme support : le sucre appelant le sucre, l'effet coupe-faim serait annulé ! Vous pouvez faire de même avec 1 goutte d'HE de pamplemousse.

- Respirez au flacon l'HE de giroflier ou l'HE de cannelle de Ceylan. Vous pouvez également composer votre mélange : 10 gouttes d'HE de pamplemousse + 10 gouttes d'HE d'orange douce + 10 gouttes d'HE de citron. Ouvrez le flacon et respirez dès que l'envie de sucre vous tenaille.

Les conseils en plus

- Ne zappez pas le petit déjeuner : cela vous évitera d'avoir faim à 11 h.

- Au déjeuner, veillez à manger suffisamment, notamment des protéines, qui calent durablement.

- Le meilleur coupe-faim naturel : la pomme. Ses fibres douces (pectines) gonflent dans l'estomac et provoquent une sensation de satiété.

- Pour penser « à autre chose », aérez-vous, allez faire une balade, du shopping, un peu de sport...

GUEULE DE BOIS

Une soirée bien arrosée... et le lendemain matin, vous vous réveillez avec la sensation désagréable que votre tête va exploser ! Sans compter la fatigue et les nausées. Impossible de vous lever ou d'aller travailler. Votre organisme vous donne un signe : vous l'avez « empoisonné », il faut qu'il élimine.

L'huile essentielle qu'il vous faut :

HE de menthe poivrée

Elle agit sur tous les symptômes de la « gueule de bois » : elle stimule le foie, lutte contre les vomissements et les maux d'estomac. De plus, elle aide à digérer et a une action rafraîchissante et anti-douleur (bienvenue sur le mal de tête). C'est également un bon stimulant. Pour rappel : elle est fortement déconseillée pendant la grossesse et l'allaitement (tout comme l'alcool !).

L'autre huile essentielle à privilégier : HE de citron

Mode d'emploi

•Diluez 2 gouttes d'HE de menthe poivrée dans 1 cuillère à café de miel, à avaler le matin au petit déjeuner. Vous pouvez également associer 1 goutte d'HE de menthe poivrée + 1 goutte d'HE de citron.

•Contre le mal de tête : déposez 1 goutte d'HE de menthe poivrée sur votre doigt et massez légèrement vos tempes, le plus loin possible des yeux. À renouveler 3 à 4 fois par jour.

Les conseils en plus

•Ne commencez pas la soirée le ventre vide. Avant de partir, mangez un yaourt nature et buvez un grand verre d'eau. De plus, cela vous évitera de vous ruer sur les biscuits apéritifs.

•Entre les verres d'alcool, n'oubliez pas de boire… de l'eau !

•Évitez les mélanges d'alcools : migraine assurée le lendemain.

•Le lendemain matin, mangez léger : une soupe, beaucoup d'eau, un peu de riz… Au petit déjeuner, le miel est excellent pour aider l'organisme à éliminer les toxines. Et pensez à prendre l'air, ne serait-ce que quelques minutes..

INSOMNIE, TROUBLES DU SOMMEIL

Vous avez du mal à vous endormir et/ou vous vous réveillez plusieurs fois par nuit. Résultat : les matins sont difficiles, la fatigue s'accumule... et cela se répercute sur votre santé. Plutôt que de vous ruer sur les médicaments, qui risquent de créer une accoutumance, misez sur les huiles essentielles. Bonne nuit assurée !

L'huile essentielle qu'il vous faut :

HE de marjolaine

Elle est irremplaçable pour calmer tous les troubles d'origine nerveuse (anxiété, stress...) et donc les problèmes d'endormissement. Non seulement elle favorise le sommeil mais elle améliore aussi sa qualité. Le matin, vous vous sentez plus reposé.

Les autres huiles essentielles à privilégier : HE de camomille romaine, HE de mélisse, HE de verveine citronnée, HE d'orange douce, HE de néroli

Mode d'emploi

•Avalez 2 gouttes d'HE de marjolaine diluées dans 1 cuillère à café de miel, avant de vous coucher.

•Vous pouvez également composer votre mélange « anti-insomnies » dans un petit flacon : 10 gouttes d'HE de mélisse + 10 gouttes d'HE de verveine citronnée + 10 gouttes d'HE d'orange douce + 10 gouttes d'HE de camomille romaine. Absorbez 1 goutte de ce méla

•Diluez 2 à 3 gouttes d'HE de néroli dans 1 cuillère à soupe d'huile végétale ou de base pour le bain. Versez dans le bain et restez-y une dizaine de minutes.

•Vous pouvez aussi, chaque soir, déposer 1 ou 2 gouttes d'HE de verveine citronnée sur votre oreiller.

Les conseils en plus

•Le soir, mangez léger ! Et évitez tous les excitants après 17 h : café, alcool…

•Avant de vous coucher, offrez-vous une parenthèse de relaxation : bain, lecture, massage… Évitez de faire du sport ou de préparer votre réunion du lendemain juste avant de dormir !

IRRITABILITÉ, NERVOSITÉ

Vous êtes en permanence sur les nerfs, prêt à exploser à la moindre contrariété. Un rien vous rend nerveux et vous vous retenez pour ne pas être désagréable avec tout le monde. Et si vous faisiez appel aux huiles essentielles pour vous guider sur le chemin de la zénitude ?

L'huile essentielle qu'il vous faut :
HE de néroli

C'est la solution anti-crise de nerfs ! Ses vertus calmantes sont incomparables, dans tous les cas de nervosité, d'anxiété, d'agitation, de palpitations... Elle aide à retrouver ses esprits et à se maîtriser. Elle coûte cher mais elle est très efficace à toute petite dose.

Les autres huiles essentielles à privilégier : HE de marjolaine, HE d'orange douce, HE de lédon du Groënland

Mode d'emploi

- Ouvrez le flacon d'HE de néroli et prenez plusieurs profondes respirations. À renouveler plusieurs fois dans la journée. Vous pouvez aussi déposer 1 goutte d'HE de néroli sous la langue.

- Diluez 2 à 3 gouttes d'HE de néroli dans 1 cuillère à soupe d'huile végétale ou de base pour le bain. Versez dans l'eau et restez dans votre bain une dizaine de minutes.

- En massage : comptez 5 gouttes d'HE de néroli + 10 gouttes d'HE d'orange douce, à diluer dans 100 ml d'huile d'amande douce. Massez le plexus solaire avec quelques gouttes de ce mélange.

- Vous pouvez aussi mélanger 3 gouttes d'HE de lédon du Groënland dans ½ cuillère à café d'huile végétale et masser le plexus solaire.

Les conseils en plus

- Irritabilité et fatigue sont souvent liées. Et si vous vous couchiez plus tôt pour être plus zen le matin au réveil ?

- L'alimentation joue aussi un rôle sur l'humeur. Veillez à consommer suffisamment d'oméga 3, que l'on trouve dans les huiles d'olive et de colza, les poissons gras...

LIBIDO EN BAISSE (FEMME)

Au sein d'un couple, les baisses de désir sont normales et le plus souvent passagères. Cela arrive à tout le monde, rassurez-vous ! Routine, stress, fatigue, manque d'envie... les causes sont nombreuses. Mais les coups de pouce existent.

L'huile essentielle qu'il vous faut :
HE d'ylang-ylang

Tonifiante, elle booste autant le corps que l'esprit... Idéale pour se « mettre dans l'ambiance » avant une soirée en tête-à-tête ou pour retrouver le goût des plaisirs charnels. Sa réputation d'huile essentielle aphrodisiaque n'est plus à faire !

Les autres huiles essentielles à privilégier : HE de rose de Damas, HE de bois de rose, HE de vanille, HE de lavande officinale

Mode d'emploi

- Diluez 15 gouttes d'HE d'ylang-ylang + 15 gouttes d'HE de rose de Damas dans 25 ml d'huile végétale (amande douce par exemple). Le soir, appliquez 2 à 3 gouttes de ce mélange sur le plexus solaire, en légers massages.

- Diluez 4 gouttes d'HE d'ylang-ylang + 8 gouttes d'HE de lavande vraie dans 1 cuillère à soupe d'huile végétale ou de base pour le bain. Versez dans l'eau du bain et restez-y une dizaine de minutes. À deux, c'est encore mieux !

- Vous pouvez également avaler 1 goutte d'HE d'ylang-ylang sur un petit morceau de sucre, le soir, avant le coucher.

- Dans votre diffuseur électrique, versez 4 gouttes d'HE de vanille + 4 gouttes d'HE d'ylang-ylang et mettez-le en marche pendant 5 minutes, avant d'aller vous coucher.

Les conseils en plus

- Pour réveiller le désir, il faut en finir avec la routine ! Offrez-vous un week-end en amoureux, une tenue coquine, un dîner aux chandelles... toutes les occasions de se retrouver en tête-à-tête sans les enfants ou la télé sont bonnes à prendre !

LIBIDO EN BAISSE (HOMME)

Fatigue sexuelle, libido en berne, manque de désir, impuissance... quelle que soit l'expression employée, elle témoigne d'une petite baisse de forme chez l'homme. Que ces messieurs se rassurent : ce phénomène est tout à fait courant et heureusement passager. Il n'y a aucune honte à en parler et surtout à adopter des remèdes naturels efficaces !

L'huile essentielle qu'il vous faut :
HE de santal blanc

S'il existe une huile essentielle 100 % masculine, c'est bien celle-ci. À la fois douce et boisée, exotique et sensuelle, elle donne confiance en soi, chasse les angoisses et aiguise le plaisir. Que demander de plus ?

Les autres huiles essentielles à privilégier : HE de menthe bergamote, HE d'ylang-ylang

Mode d'emploi

- Déposez 1 goutte d'HE de santal blanc à l'intérieur du poignet et vous retrouvez confiance en vous !

- Pour un bain coquin à partager à deux : mélangez 4 gouttes d'HE de santal blanc + 4 gouttes d'HE d'ylang-ylang dans 1 cuillère à soupe d'huile végétale. Versez dans l'eau du bain et relaxez-vous pendant une dizaine de minutes.

- Vous pouvez aussi déposer 1 goutte d'HE de menthe bergamote au creux des reins.

Les conseils en plus

- Fatigue, stress et baisse de désir sont souvent liés. Apprenez d'abord à vous relaxer !

- Discutez-en avec votre partenaire. Reconnaître que l'on a un problème, c'est déjà faire un grand pas vers sa résolution.

- La routine est l'ennemie du désir ! Faites marcher votre imagination pour en sortir : petit week-end en amoureux, soirée en tête-à-tête, massages coquins…

- Si vos troubles de l'érection persistent, n'hésitez pas à en parler à votre médecin.

MANQUE D'APPÉTIT

Les causes d'un manque d'appétit peuvent être diverses : fatigue, stress, maladie, chagrin… Il disparaît le plus souvent en même temps que la cause. Mais quand cette perte d'appétit dure et se traduit par un dégoût pour la nourriture ou un refus de manger, il doit amener à consulter car il peut cacher des troubles plus graves, comme la dépression ou l'anorexie.

L'huile essentielle qu'il vous faut :
HE de fenouil doux

Cette huile essentielle ouvre l'appétit et stimule toute la sphère digestive. Mais attention, elle est interdite aux femmes enceintes, pendant toute la durée de leur grossesse. Elle est également déconseillée aux personnes souffrant de trouble hormonal.

L'autre huile essentielle à privilégier : HE de gingembre

Mode d'emploi

•Versez 1 goutte d'HE de fenouil doux sous la langue, 10 minutes avant le repas.

•Vous pouvez également faire de même avec 1 goutte d'HE de gingembre.

•Autre solution : déposez 1 goutte d'HE de menthe poivrée + 1 goutte d'HE de gingembre sur un comprimé neutre et avalez avant le repas. Évitez de déposer les huiles essentielles sur un morceau de sucre ou dans 1 cuillerée de miel : cela peut vous couper l'appétit.

Les conseils en plus

•Rien ne sert de vous forcer à manger en quantité : mieux vaut faire des petits repas plus souvent dans la journée.

•Préférez les aliments qui fournissent de l'énergie plutôt que ceux qui apportent des calories vides (viennoiseries ou charcuterie).

•Prendre son repas avec des amis, avec un peu de musique ou à l'extérieur de son domicile peut aider à retrouver l'appétit.

MANQUE DE CONCENTRATION, SOMNOLENCE

Votre corps est au bureau, mais votre esprit, lui, divague voire s'assoupit... Après le repas, c'est imparable : impossible de vous concentrer sur votre travail. Un phénomène encore plus grave quand vous êtes au volant. Pour retrouver vos esprits rapidement, les huiles essentielles peuvent vous être d'un précieux secours.

L'huile essentielle qu'il vous faut : **HE de menthe poivrée**

Cette huile essentielle rafraîchit le corps… et l'esprit. Grâce à son effet réfrigérant, elle a un effet tonifiant et énergisant. Mais attention, à haute dose, elle peut avoir un effet stupéfiant. À noter : elle est interdite pendant toute la durée de la grossesse et de l'allaitement.

Les autres huiles essentielles à privilégier : HE de citron, HE d'orange douce, HE de pin sylvestre, HE de petit grain bigarade

Mode d'emploi

•Déposez 1 goutte d'HE de menthe poivrée sur un petit sucre et laissez-le fondre dans la bouche.

•Autre solution : ouvrez le flacon d'HE de menthe poivrée et prenez 4 à 5 grandes inspirations. À renouveler plusieurs fois dans la journée.

•Vous pouvez également faire de même avec les huiles essentielles citées ci-contre.

•En diffusion, les HE de citron, d'orange douce ou de pin sont également efficaces. Par exemple, versez 5 gouttes d'HE de citron ou d'orange douce dans votre diffuseur électrique et mettez-le en marche pendant 5 minutes.

Les conseils en plus

•Au travail ou au volant, faites des pauses régulièrement et prenez l'air. C'est idéal pour réveiller un esprit un peu endormi...

•Sachez que le début d'après-midi, moment où l'organisme digère, n'est pas le plus propice à la concentration. Évitez de traiter les dossiers compliqués ou importants à ce moment-là de la journée. Et pourquoi ne pas vous offrir une micro-sieste ?.

SENSATION D'ÉTOUFFEMENT

Vous vous sentez oppressé, comme si vous alliez étouffer. À la clé : transpiration, palpitations, voire nausées et tremblements. En résumé, vous avez besoin de changer d'air, au sens propre comme au sens figuré. Face à ces symptômes, signes d'une crise de panique, d'une anxiété profonde ou d'une phobie, réagissez !

L'huile essentielle qu'il vous faut :
HE de térébenthine

Grâce à ses propriétés oxygénantes, cette huile essentielle apporte une sensation de fraîcheur, comme un grand bol d'air frais ! Mais attention, elle est déconseillée pendant toute la durée de la grossesse et de l'allaitement.

Les autres huiles essentielles à privilégier : HE de verveine citronnée, HE de santal blanc, HE de camomille romaine, HE de jasmin

Mode d'emploi

•Ouvrez le flacon d'HE de térébenthine et prenez 4 à 5 inspirations profondes, en fermant les yeux. Imaginez-vous au sommet d'une montagne, prêt à toucher les nuages…

•À la maison, utilisez L'HE de térébenthine dans votre diffuseur électrique. Versez-en 4 à 5 gouttes et mettez-le en marche pendant quelques minutes.

•Vous pouvez également utiliser la méthode de la respiration directe (au flacon) avec les huiles essentielles de verveine citronnée, de santal blanc, de camomille romaine ou de jasmin. Testez-en plusieurs afin de savoir laquelle vous préférez.

Les conseils en plus

•Apprenez à gérer vos émotions. Pour cela, rien de tel que la relaxation ou le yoga.

•La sensation d'étouffement, de manque d'air, peut également être le symptôme d'une dyspnée, un trouble de la respiration qui accompagne certaines maladies cardiaques et respiratoires. Dans ce cas, n'hésitez pas à en parler à votre médecin.

STRESS, TRAC

Le stress est un phénomène normal. C'est un signe donné à l'organisme pour qu'il s'adapte, réagisse, face à un danger par exemple. Mais quand celui-ci persiste, qu'il prend le pas sur la vie personnelle et professionnelle ou qu'il devient ingérable, il est temps de lui dire stop... et d'apprendre à redevenir zen !

L'huile essentielle qu'il vous faut :

HE de petit grain bigarade

Grâce à son effet équilibrant, cette huile essentielle redonne à l'organisme un maximum de tonus. Elle chasse les idées noires et le sentiment de ras-le-bol, aide à s'éclaircir les idées et à se remettre dans le droit chemin. Le tout sans aucun énervement ni excitation car elle a aussi des vertus relaxantes.

Les autres huiles essentielles à privilégier : HE de niaouli, HE de verveine citronnée, HE de pin sylvestre, HE de vétiver, HE d'orange douce

Mode d'emploi

•Déposez 1 goutte d'HE de petit grain bigarade sur la face interne du poignet et respirez. À renouveler plusieurs fois dans la journée.

•Vous pouvez également respirer l'huile essentielle directement au flacon, en prenant 4 à 5 grandes inspirations. Cela marche également avec les autres huiles essentielles citées ci-contre.

•En massage : diluez 4 à 5 gouttes d'HE de petit grain bigarade dans 1 cuillère à soupe d'huile végétale. Massez le plexus solaire et le dos.

•La recette d'un bain déstressant : diluez 3 gouttes d'HE de vétiver + 3 gouttes d'HE d'orange douce dans 1 cuillère à soupe d'huile végétale. Versez dans l'eau du bain et restez-y une dizaine de minutes.

Les conseils en plus

•Le stress ne s'élimine pas, il se gère ! Pour cela, l'organisme doit être suffisamment résistant physiquement : reposez-vous, dormez, bougez, relaxez-vous…

•L'alimentation joue également un rôle important : manger équilibré aide à être plus zen.

NOTES

Bouton de fièvre = Tea Tree
lipome (Boule de graisse) Immortelle

NOTES

NOTES

NOTES

NOTES

NOTES

NOTES

NOTES

NOTES

NOTES

NOTES

NOTES

NOTES

Circulation : 30ml huile d- Sezame
4 gouttes Helychrise Italienne
2 gouttes de Gaulthérie
2 gouttes cyprès
2 gouttes menthe poivrée
2 gouttes niaouli.

NOTES

EDITIONS ESI

60, rue Vitruve 75020 Paris
Imprimé par FINIDR en République Tchèque.
Dépôt légal : mars 2011 - Achevé d'imprimé : février 2011
ISBN : 978-2-35355-695-3
N° Sofédis : S464553